腎不全の基礎知識から学べる

透析療法
パーフェクトガイド

第2版

田部井　薫　南魚沼市民病院 透析センター長
自治医科大学名誉教授

総合医学社

　2016 年 2 月に，「腎不全の基礎知識から学べる透析療法パーフェクトガイド」を発刊して，5 年が経過しました．幸い，この本は好評を得て，増刷がなされたと聞いております．

　その間に，透析療法に関わる新たなガイドライン，「2016 年版透析液水質基準」や「特別な機能を持つ透析器の特徴と評価法」などが，日本透析医学会から発刊されました．さらに，新しいカリウム吸着薬（ロケルマ®）や二次性副甲状腺機能亢進症治療薬（パーサビブ®）なども発売されました．

　そこで，この度，その後の新たな知見，ガイドラインを踏まえて，改訂することとなりました．

　透析療法に携わる新人看護師さん，臨床工学技士さん，栄養士さんあるいは研修医にも理解がしやすいように，話し言葉に近い形で執筆しております．また，重要なことは，何回も繰り返し書かれていますので，各章に重複した記載があります．

　できるだけ，ガイドラインにそった記載にしてはありますが，多くは私の経験，自験例から学んだことを中心にして記載しております．そのため，近年いわれるような，エビデンスという点ではまだ十分な知見が得られていない記載もあります．しかし，実臨床としては重要なことで，透析療法を理解する上では重要なことと思い，記載しております．

　この本を読んで，少しでも良い透析療法を患者さんに提供し，患者さんがよりよい透析ライフを過ごせるようになることを期待しております．

　この本が，皆様の透析療法への理解の一助になれば幸いです．

2021 年 2 月

南魚沼市民病院 透析センター長
自治医科大学名誉教授

田部井 薫

初版の序

　透析医療が日本で始められてから，およそ50年が経過しました．私が，透析療法を勉強し始めたのは1977年からですが，その当時は，透析患者さんを1年間維持することさえも大変な努力が必要でした．透析に導入される患者さんは，余命1年あるいは2年程度と考えて透析を始めました．しかし，透析医療は急速に進歩し，患者さんの生命予後は，いまや，正常腎機能者の70%以上にまでなりました．透析歴20年以上の患者さんは全国に13,000人，40年以上の透析歴をもつ患者さんが240人もいる時代になりました．

　それに伴い，透析患者の高齢化，長期透析の合併症など，さまざまな新たな問題が発生しています．さらに，保存期治療の進歩により導入患者さんが減少し，透析患者さんの総数の増加も減少してきています．今後の維持透析治療は，導入患者さんを快適な透析ライフに導くために，合併症のない透析導入を行い，さらに安定期には，長期透析合併症の発生を抑制できるような透析療法を提供しなければならなくなっています．

　透析療法は，開始当初から，医師，看護師，臨床工学技士の連携により成り立ってきました．最近は，薬剤師，栄養士，ソーシャルワーカー，さらには介護士，ケアマネジャー，訪問看護師なども加わったチーム医療へと変貌してきています．チーム医療の根底には，知識の共有が最も重要です．

　私は，30年以上前から，看護師，臨床工学技士，栄養士を対象とした透析勉強会を継続してきました．

　このたび，総合医学社のすすめにより，その集大成として，本書を書き上げました．多分に私の個人的な考え方が記載されてはいますが，できるだけ客観性をもたせるために，日本透析医学会から発刊されているガイドラインに沿った内容になるように努力しました．

　対象は，透析療法を勉強し始めた看護師さんを主体としていますが，臨床工学技士，研修医にも十分に役に立つようになっています．もちろん，透析経験を積んだ看護師さんにも十分に役に立つ内容も含んでいます．つまり，初心者から上級者にまで役に立つように記載しましたので，日常臨床に活用していただければ幸いです．

2016年2月

南魚沼市民病院　院長/自治医科大学名誉教授

田部井　薫

contents

Chapter3　ドライウェイトについて

Chapter4　透析患者の心血管合併症

Chapter5 　透析患者の予後改善を目指して

Chapter1

腎臓の働きと
腎不全保存期治療

イントロダクション

2018年12月31日現在の我が国における慢性腎不全患者は339,841人にものぼります．これは100万人に2,687.7人で，日本人372.1人に一人の透析患者がいることになります．つまり，どのような地域，どのような医療機関にいても，透析患者に遭遇する可能性があるのです．したがって，透析患者の治療の現状，透析療法，透析の合併症を理解することは，すべての医療者に求められる基礎的な知識だと筆者は確信しています．

本書は，看護学生，看護師に対して，透析療法をできるだけわかりやすく解説することを目的として書いた透析の教科書ですが，医学生，レジデントにも十分役に立つものであると思っています．

知っておきたい統計

我が国の慢性腎不全患者数
総透析患者数
　　　339,841人
透析導入患者数
　　　40,468人
死亡患者数 33,863人
施設数　　4,458施設
透析台数　139,887台
人口100万人比
　　　2,687.7人

CKDとは

知っておきたい用語

・CKD（慢性腎臓病）

CKDとは，Chronic Kidney Diseaseの略で，日本語では「慢性腎臓病」と訳されています．2002年に米国腎臓財団（NKF）が慢性腎臓病（CKD）の概念を提唱してから，本年で19年を迎えます．日本腎臓学会では，2008年から全国的な啓蒙活動を行っています．

以前から，腎臓専門医は，慢性腎不全の末期から透析に導入されるころには，動脈硬化が進行し，心血管系合併症が多いことは認識していましたが，2004年，米国のGo先生が，腎機能が低下すると，腎機能の低下に従って心血管合併症が多くなるという驚くべき発表をしました．それは，糸球体濾過量(GFR，腎臓の機能の指標，後述)が60mL/分を下回ると心血管合併症が増加するというのです．腎機能がわずかに低下するだけで動脈硬化が進行するのです．

その後の研究で，蛋白尿が出ることも動脈硬化と関連があり，多くなるほど心血管系合併症が多くなることが明らかになりました．そこで，日本腎臓学会では，CKDを以下のように定義しました．

①尿異常，画像診断，血液，病理で腎障害の存在が明らか
　特に0.15g/gCr以上の蛋白尿（30mg/gCr以上のアルブミン尿）の存在が重要
②糸球体濾過率（GFR）＜60mL/分/1.73m²
①，②のいずれか，または両方が3ヵ月以上持続する．

尿所見とは，蛋白尿，血尿を意味します．画像診断とは，片腎，腎低形成，多発性嚢胞腎の存在を意味します．血液は，腎機能の指標である血清クレアチニン値，病理では，慢性糸球体腎炎や間質性腎炎を意味します．これらは，必ずしも蛋白尿を伴うとは限りません．

さらに，運動後や発熱時には一時的に蛋白尿を出したり，腎機能が低下したりすることがありますが，これは CKD ではありません．このような状態が 3 ヵ月以上持続する場合に CKD と呼ぶことにしたのです．

その重要性を表す事実が日本でも集められてきました．例えば，茨城県の健診結果からの解析でも，蛋白尿のある人は，ない人に比べて心血管死亡リスクが上がること，さらに，腎機能が低下すると同様に心血管死亡リスク上がるということです．加えて，蛋白尿があり腎機能が低下すると相乗的に心血管死亡リスクが上がります．

そこで，日本腎臓学会では，腎機能の低下の程度と蛋白尿の程度から，CKD の重症度分類を発表しました（**表1**）．

表1の妥当性を示したのが**表2**です．腎機能が低下するほど，蛋白尿が多くなるほど，心血管死亡リスクが増えるということが明らかになりました．

表1　CKD の重症度分類

原疾患	蛋白尿区分		A1	A2	A3
糖尿病	尿アルブミン定量 （mg/日）		正常	微量アルブミン尿	顕性アルブミン尿
	尿アルブミン/Cr 比 （mg/gCr）		30 未満	30～299	300 以上
高血圧 腎炎 多発性嚢胞腎 移植腎 不明 その他	尿蛋白定量 （g/日）		正常	軽度蛋白尿	高度蛋白尿
	尿蛋白/Cr 比 （g/gCr）		0.15 未満	0.15～0.49	0.50 以上
GFR 区分 （mL/分/ 1.73m²）	G1	正常または高値	≧90			
	G2	正常または軽度低下	60～89			
	G3a	軽度～中等度低下	45～59			
	G3b	中等度～高度低下	30～44			
	G4	高度低下	15～29			
	G5	末期腎不全（ESKD）	<15			

重症度は原疾患・GFR 区分・蛋白尿区分を合わせたステージにより評価する．CKD の重症度は死亡，末期腎不全，心血管死亡発症のリスクを緑 ■ のステージを基準に，黄 ■ ，オレンジ ■ ，赤 ■ の順にステージが上昇するほどリスクは上昇する．

（KDIGO CKD guideline 2012 を日本人用に改変）
（日本腎臓学会 編：CKD 診療ガイド 2012. 東京医学社，p3, 2012）

表2 CKDにおける血管死亡のステージ別オッズ比

	心血管死亡			
	ACR <10	ACR 10〜29	ACR 30〜299	ACR ≧300
eGFR ≧105	0.9	1.3	2.3	2.1
eGFR 90〜104	Ref	1.5	1.7	3.7
eGFR 75〜89	1.0	1.3	1.6	3.7
eGFR 60〜74	1.1	1.4	2.0	4.1
eGFR 45〜59	1.5	2.2	2.8	4.3
eGFR 30〜44	2.2	2.7	3.4	5.2
eGFR 15〜29	14	7.9	4.8	8.1

ACR：尿アルブミン/Cr比（mg/gCr）（Levey AS：Kidny Int 80：17-28, 2011より引用・改変）
（日本腎臓学会 編：CKD診療ガイド2012. 東京医学社, p4, 2012）
表内の数字は，腎機能が正常で蛋白尿がない症例の心血管死亡リスクを1としたときのそれぞれの重症度の死亡リスクを表します.

腎不全保存期とは

　以前から腎臓専門医が治療対象としていた「慢性腎不全保存期」は，腎臓高血圧，腎性貧血や高カリウム血症などが出現する状態で，eGFR 30mL/分以下でしたので，CKD4.5に相当します. CKD5になって，後述するような尿毒症症状（嘔気・嘔吐などの消化器症状，治療困難な水・電解質異常など）が出現すると透析療法が必要になります.

＊

　腎機能の低下は単に腎臓病の悪化を意味するのではなく，全身の動脈硬化を引き起こすことを表します. 同時に蛋白尿も単に腎臓が悪いから蛋白尿が出るということではなく，全身の動脈硬化が進行すると蛋白尿が出現するということを表しています.

　腎臓の重要性が少し理解してもらえたでしょうか.

腎臓の構造

腎臓の位置

　腎臓は左右に一つずつ，肝臓，脾臓の下にあり，大きさは 10cm×5cm です（図1）．形がそら豆に似ているために，英語では，そら豆のことを Kidney Bean といいます．腰椎の脇にありますので，腎結石などでは背中が痛くなります．

　大動脈から枝分かれした腎動脈により血液を供給され，1分間に 1L の血液が流れています．これは，心拍出量の 20%で，血流が最も豊富な臓器です．

　腎臓に入った腎動脈は，分岐したのち，弓状動脈を形成します．この弓状動脈から腎臓の表面に向かって葉間動脈が分岐し，その先に尿をつくる臓器である糸球体があります（図2）．

　糸球体とは，毛細血管からできている器官で，輸入細動脈が糸球体に入ると枝分かれして糸球体毛細血管となります．

　糸球体毛細血管には，小さな穴があいており，血液から血漿成分が漏れ出て尿となりますが（図3），これを原尿と呼びます．この図では，血管と血管を結合するメサンギウム細胞を赤色で示してあります．このメサンギウム細胞に炎症が起こるとメサンギウム増殖性腎炎と呼ばれます．血管の周囲にある紫色の部分が糸球体基底膜ですが，ここに炎症が起こると膜性腎症と呼ばれます．

　また，血管に傷がつくと血尿が出ますし，小さい穴に問題が起こると蛋白尿が出ます．

　血液中の血漿成分が糸球体毛細血管の膜で濾過された原尿には，尿素窒素などの蛋白代謝産物，ブドウ糖，アミノ酸，電解質などが含まれています．この段階では，主に物質の分子量によってふるいをかけられているだけですので，身体に必要なものもたくさん含まれています．その後，尿細管を通る間に，身体に必要なものといらないものを分別し，身体に必要なものは，すべて再吸収されます．例えば，ブドウ糖やアミノ酸は近位尿細管ですべて再吸収されて身体に戻されます．ナトリウムは，尿細管で 99%再吸収されます．一方，尿素窒素やクレアチニン，蛋白代謝産物な

知っておきたい用語

- 原尿
- 慢性糸球体腎炎
- メサンギウム増殖性腎炎
- 膜性腎症
- 血尿
- 蛋白尿

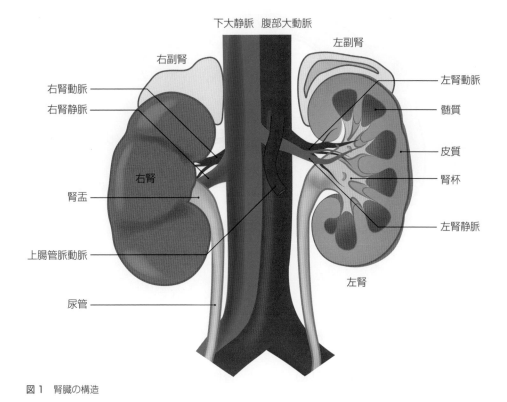

図1　腎臓の構造

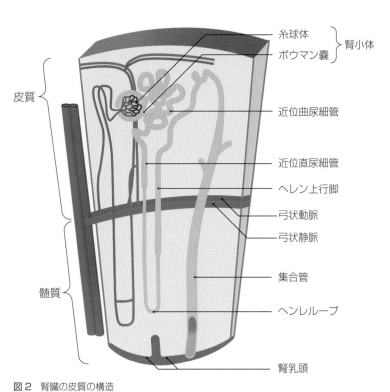

図2　腎臓の皮質の構造

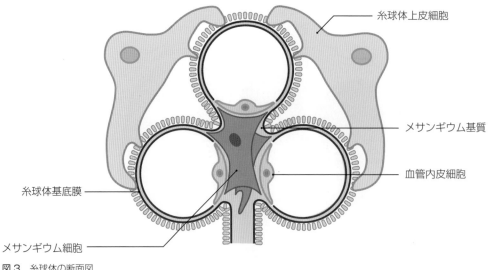

糸球体上皮細胞

メサンギウム基質

血管内皮細胞

糸球体基底膜

メサンギウム細胞

図3 糸球体の断面図

どは不要なものですから，尿細管で再吸収されることなく尿中に排泄されます．

　原尿の産生量を，糸球体濾過量（GFR）といい，腎機能の指標となります．正常では140L/日（100mL/分）程度産生されます．しかし，通常我々が認識できる尿量は1〜2L程度です．つまり，腎機能が正常な場合には，糸球体で濾過された水分の99％が尿細管で再吸収されて，体内に戻されることになります．身体のなかに張り巡らしたさまざまなセンサーが，その時点での体内の水分量，発汗量，飲水量を感知して，排泄される尿量が決定されているのです．

　糸球体の毛細血管には，小さな穴があいていますが，この小孔は，通常はアルブミン以上の蛋白は通過できません．穴の直径はおよそ60Å（600pm）です．

知っておきたい用語

・糸球体濾過量（GFR）

腎臓の働き

では，まず腎臓が何をしているのか考えてみましょう．腎臓の働きには，大きく分けて3つあります．
- ①水・電解質の恒常性維持
- ②老廃物の排泄
- ③内分泌器官

水・電解質の恒常性維持

我々の身体は，水でできているといっても過言ではありません．我々の身体のなかには，体重の60％の水があります．体重の3％以上の水分の増減で症状が現れます．例えば，体重の3％の水を失えば脱水症となり，逆に3％の水が蓄積すれば浮腫が現れます．

では，体内にはどのように水が分布しているのでしょうか．我々の身体は，骨，内臓臓器，筋肉，血管からできています．内臓臓器や筋肉は細胞から構成されていますので，そのなかにある水を細胞内液と呼び，体重の40％を占めています．一方，細胞と細胞の間に存在する水を細胞外液といい，体重の20％です．

血管のなかには，血球成分と血漿成分が流れています．循環血液量は体重の1/13で，血球成分はヘマトクリットで表されるようにおおよそ40％です．残りの60％が水ということになります．この水分も細胞外液に含まれます．

通常は，どのような食事をしても体内の水分量は常に一定になるように調節されています．これを恒常性維持と呼びますが，腎臓が大きな役割を果たしています．

その調節機序は，頸動脈にある圧受容体を介した神経調節系，下垂体にある浸透圧受容体を介した抗利尿ホルモン調節系，心房にある圧受容体を介した心房性ナトリウム利尿ホルモンが関与し，体内水分が足らなくなると尿を出すことを控え，体内水分が多くなると尿を多く出すようにして調節しています．

POINT

体重の3％以上の水分の増減で症状が現れます．例えば，体重の3％の水を失えば脱水症となり，逆に3％の水が蓄積すれば浮腫が現れます．

知っておきたい用語
- ・細胞内液
- ・細胞外液
- ・循環血液量

■頸動脈洞にある圧受容体を介した神経調節系

　頸動脈洞（外頸動脈と内頸動脈分岐部）に存在する圧受容体は，血管内の血圧が上昇により，副交感神経系を刺激して，脈拍を遅くし，心収縮力を低下させて血圧を下げる方向に働きます．同時に，腎臓にも働いて尿量を増加させます．一方，血圧が下がると交感神経が刺激され，血圧を上げる方向に働き，尿量は減少します．

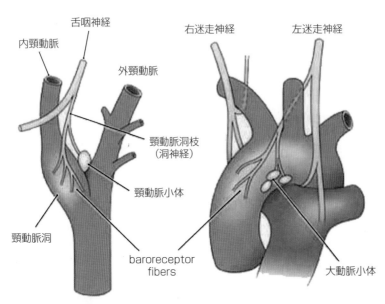

図4　動脈圧受容器

■心房にある圧受容体を介した心房性ナトリウム（Na）利尿ホルモン

　循環血液量の変化を感知して，循環血液量が増えると刺激され心房性Na利尿ホルモンが増加します．このホルモンは腎臓に働いて，尿量を増加させ，尿中へNa排泄を増加させます．

■下垂体にある浸透圧受容体を介した抗利尿ホルモン調節系

　浸透圧は，主に血清Na濃度によって決定され，血清Na値が上昇すると抗利尿ホルモンが分泌されて尿量を減少させます．

＊

　このようにして，体内の水分の状態を，圧受容体と浸透圧受容体で感知して，恒常性を維持しようとしています．この調節機構の破綻，あるいは調節機構の能力を超えるような事態になると，体内水分量が増加した場合には，浮腫，心不全などが起こります．逆に，体内水分量が減少すると，脱水症，熱中症となります．

■食塩の代謝

食塩とは，NaClで表される塩化ナトリウム塩です．

血清Na濃度は，正常ではおおむね140mEq/Lですが，食塩水に換算すると8.2g/L，つまり，1Lの水に8.2gの食塩を溶かしたときのNa濃度となります．

日本人の平均食塩摂取量は13g/日程度といわれていますが，食塩摂取量は，日々異なります．しかし，血液中のNa濃度は常に一定に保たれなければなりません．この調節も腎臓が行っています．どのような食塩摂取量でも，尿中には摂取量とほぼ同量の食塩が排泄される仕組みになっています．

その調節機序は，水の調節系と密接な関係にあります．

塩分を摂取すると血清Na濃度が上昇し，血漿浸透圧が増加します．すると下垂体から抗利尿ホルモンが分泌されます．抗利尿ホルモンは数分以内に口渇中枢を刺激して，水を飲みたくさせます．飲水を行う量は，8.2gの食塩負荷で1Lの水が飲みたくなります．その結果，血清Na濃度は正常化しますが，体重は増加しています．

抗利尿ホルモンは，数十分の時間をかけて水利尿を抑制し，尿量を減少させて食塩濃度の上昇を抑制します．その後，数時間かけて，尿中へ食塩を排泄します．摂取した食塩と飲んだ水に見合う水と食塩が排泄されます．その結果，体重は元に戻ります．

さらに，心房性Na利尿ホルモンも関与します．食塩を摂取すると血管の外から中に水が引き込まれ，循環血液量が増加します．その結果，心房性Na利尿ホルモンが分泌され，尿量が増加するとともに，尿中へのNa排泄を増加させます．

```
食塩摂取
→血清 Na 上昇
　→血漿浸透圧の上昇
　　　→抗利尿ホルモンの分泌刺激（浸透圧受容体）
　　　→口渇中枢刺激→飲水行動
　　　→腎臓に作用して尿量増加
　→血管外から水が移動し，循環血液量の増加（圧受容体）
　　　→血圧上昇（腎臓での圧利尿）　　　　　→Na 利尿
　　　→カテコーラミン抑制　　　　　　　　　→Na 利尿
　　　→心房性 Na 利尿ホルモン分泌の増加　　→水・Na 利尿
　　　→レニン・アンジオテンシン系の抑制　　→Na 利尿
```

透析患者では，無尿であるために，この調節機構が全部は働きません．しかし，食塩をとると血清Na濃度が上昇し，血漿浸透圧が増加し，下垂体から抗利尿ホルモンが分泌され，口渇中枢を刺激して，水を飲みたくなり，飲水を行うという経路は正常に働いています．

結果的に，8.2gの食塩負荷で1Lの水を飲みたくなりますので，透析間の体重増加は食塩の蓄積によることになります．

老廃物の排泄

　我々が口からとっているのは，水，ミネラル以外にも，炭水化物，脂肪，蛋白質などがあります．

▎炭水化物
　炭水化物は，ブドウ糖，ショ糖，果糖などの糖類，でんぷんなどの総称です．炭水化物はエネルギー源として重要な栄養素で，口から取り込まれると体内でエネルギーに変換されます．その後，二酸化炭素と水になりますが，二酸化炭素は呼気に排泄され，水は代謝水として約300mLつくられますが，汗や便に出れば調節可能です．

▎脂　肪
　脂肪は，細胞膜を構成する重要な物質ですが，体内ではエネルギーに変換されます．脂肪も燃焼後には二酸化炭素と水になります．

▎蛋白質
　蛋白質は，細胞の重要な構成要素であると同時に，ホルモンをつくるのにも重要な働きをします．蛋白質はアミノ酸の固まりですが，不要になった蛋白質は，尿素や尿酸などの蛋白代謝産物に分解されます．蛋白代謝産物の排泄経路は主に腎臓です．

　腎臓の機能が低下してくると，尿毒症という状態になることを知っていますか？　尿毒症とは読んで字のごとく，尿中に出なければいけない毒が，体内に蓄積して生じる症状です．つまり，蛋白質，蛋白代謝産物である尿素窒素などが毒性を出すということです．ちなみに，尿素窒素は，窒素酸化物とよばれる物質で，皆さんが知っている窒素酸化物（NOx）は，車の排気ガスです．毒性が強いことで知られています．人でも，動物でも，血液中に尿素窒素が蓄積するとさまざまな症状を出します．つまり，腎臓の主要な働きは，蛋白質から出る老廃物を出すことです．

知っておきたい用語

・尿毒症

内分泌器官

　腎臓は，内分泌器官としても働いています．主に血圧の管理，貧血の管理，骨代謝です．

▎レニン・アンジオテンシン・アルドステロン系
　腎臓は大量の酸素とエネルギーを使用して尿を作成しています．糸球体に入る輸入細動脈の付け根に傍糸球体装置という，血圧を感知する装置が

知っておきたい用語

・レニン・アンジオテンシン・アルドステロン系
・腎性高血圧

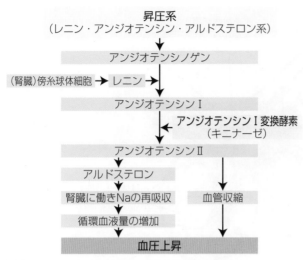

昇圧系
（レニン・アンジオテンシン・アルドステロン系）

アンジオテンシノゲン

（腎臓）傍糸球体細胞 → レニン →

アンジオテンシンⅠ

アンジオテンシンⅠ変換酵素
（キニナーゼ）

アンジオテンシンⅡ

アルドステロン

腎臓に働きNaの再吸収　　血管収縮

循環血液量の増加

血圧上昇

図5　レニン・アンジオテンシン・アルドステロン系

あります.

　このセンサー部分の血圧が下がると，レニンが分泌され，アンジオテンシノゲンをアンジオテンシンⅠに変換します．アンジオテンシンⅠは，アンジオテンシン変換酵素によりアンジオテンシンⅡとなってさまざまな働きをします（図5）．一つは，全身の血管に作用して血圧を上昇させます．この反応は秒単位で起こります．アンジオテンシンⅡはその後，副腎に作用してアルドステロンを分泌させます．アルドステロンは，腎臓に作用してナトリウムの再吸収を増加させて循環血液量を増加させ，結果的に血圧を保持する方向に働きます．この反応には数時間を要します．

　腎機能が低下するような状態になるということは，糸球体の血流が低下することを意味し，傍糸球体装置は常に刺激された状態となります．その結果，レニン・アンジオテンシン・アルドステロン系は常に刺激された状態となり，高血圧が起こります．腎機能低下に伴って起こる高血圧を腎性高血圧と呼びます．

　一般にみられる高血圧は，本態性高血圧で，肥満・食塩過剰・加齢などが原因で，減塩，カロリー制限，適度の運動などで簡単に管理されますが，腎性高血圧は難治性で，数種類の降圧薬と厳格な食塩制限をしてもなかなか管理できません.

　それでも，近年はアンジオテンシンⅡ受容体拮抗薬（ARB）やアンジオテンシン変換酵素阻害薬（ACEI）といった降圧薬があるために，以前よりはだいぶ管理ができるようになりました．

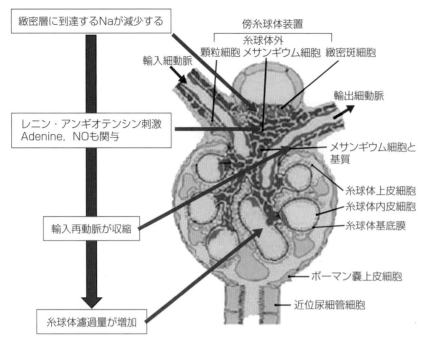

緻密層に到達するNaが減少する

傍糸球体装置

糸球体外
顆粒細胞 メサンギウム細胞 緻密斑細胞

輸入細動脈

輸出細動脈

レニン・アンギオテンシン刺激
Adenine, NOも関与

メサンギウム細胞と
基質

糸球体上皮細胞

糸球体内皮細胞

糸球体基底膜

輸入再動脈が収縮

ボーマン嚢上皮細胞

近位尿細管細胞

糸球体濾過量が増加

図6　緻密層（Macula densa）の構造

■エリスロポエチン

　エリスロポエチンとは，骨髄に作用して赤血球産生を刺激するホルモンです．腎臓では，大量の酸素を消費して尿をつくりますが，酸素の供給源は赤血球ですので，貧血になると酸素不足になってしまいます．

　腎臓の近位尿細管の間質細胞に，酸素濃度を感知する細胞があり，そこでエリスロポエチンを産生していると考えられています．つまり，何らかの理由で貧血が起こると腎臓が酸素不足となり，エリスロポエチンが産生されて，骨髄での赤血球産生を刺激するというのです．ですから，エリスロポエチンの血中濃度は，高地に暮らす人々や慢性呼吸不全で低酸素状態にある人で高くなっていることがわかっています．

　腎不全では，尿細管機能も障害され，エリスロポエチンが産生されなくなるため貧血となってしまいます．このような貧血を腎性貧血と呼び，以前は難治性貧血，悪性貧血と呼ばれていました．

　1990年，遺伝子組換えヒトエリスロポエチンが発売され，透析患者のみならず腎不全保存期患者でも使用可能となり，腎性貧血が治療できるようになりました．

　それ以前では，治療法もなく，多くの症例が頻繁に輸血を必要とし，つらい透析を受けていました．

知っておきたい用語

・エリスロポエチン
・腎性貧血

■ビタミンD

ビタミンDは，骨の形成に重要なことは皆さんのご存知の通りです．経口的に摂取されるビタミンDは，天然型ビタミンDと呼ばれ，そのままでは作用できません．まず肝臓で25位が水酸化され，25（OH）D3となります．その後，腎臓で1α位が水酸化され，1α,25（OH）2D3となって，いわゆる活性型ビタミンD3が合成されます（図7）．

実は，ビタミンDを考えるときに忘れてならないのは，皮膚でつくられるビタミンDです．一般的には，1日に必要なビタミンDの半分が皮膚でつくられているのです．したがって，1日15分以上は直射日光に皮膚をさらす必要があるのです．

1α,25（OH）2D3は腸管においてカルシウムの吸収を促進したり，腎臓においてカルシウムの再吸収を促進したりすることで，体内のカルシウムを効率よく活用します．また，骨に対しては，骨代謝回転を改善する作用があります．腎臓が障害されると，ビタミンDの活性化が低下し，ビタミンD不足，つまりくる病になります．これを「腎性骨異栄養症」と呼びます．

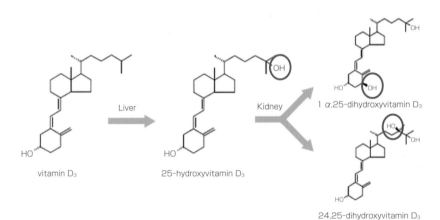

vitamin D3 → Liver → 25-hydroxyvitamin D3 → Kidney → 1 α,25-dihydroxyvitamin D3 / 24,25-dihydroxyvitamin D3

図7　ビタミンDの構造

3 腎機能の働きを調べる（指標）

クレアチニンクリアランス

CKD の定義に糸球体濾過量（GFR：Glomerular Filtration Rate）という言葉がありました．糸球体濾過量とは，糸球体で濾過される原尿の量のことです．糸球体濾過量の求め方は，一般的にはクレアチニンクリアランスという方法が用いられます．最も簡便な方法は，24 時間蓄尿を行い，血液中と尿中のクレアチニンを測定する方法です．

GFR＝Ucr×V/Pcr

という計算式で求められます．

GFR は糸球体濾過量で mL/分で表します．Ucr は蓄尿中のクレアチニン濃度で mg/dL，V は尿量で mL/分ですが，24 時間蓄尿の尿量を測定し，分に直すために 1,440 で割ります．Pcr は血中のクレアチニン濃度で mg/dL です．

では，どうしてこのような方法で計算できるのでしょうか．そのためには，この式を少し変形しなければなりません．中学校の算数を思い出してください．右辺の分母を左に移項すると，

Pcr×GFR＝Ucr×V

となります．ここで，左辺のことを考えると，血清クレアチニン濃度と糸球体濾過量の積は，時間当たりの糸球体で濾過されるクレアチニン量を表します．

Pcr×GFR＝Cr濾過量

一方，右辺は，尿中クレアチニン濃度と尿量の積で，単位時間当たりのクレアチニン排泄量を表します．

Ucr×V＝Cr排泄量

尿細管を通過したクレアチニンは，尿細管でほとんど再吸収も分泌もされませんから，濾過量と排泄量は同じはずです．ですから，

知っておきたい用語

・クレアチニンクリアランス

$$Pcr \times GFR = Ucr \times V$$

となるわけです．そこで，GFR を求めるためには，

$$GFR = Ucr \times V / Pcr$$

となるわけです．

　さらに，通常は，体内で産生されるクレアチニン量と尿中に排泄されるクレアチニン量は同じでなければなりません．もし，この関係が保てなければ，血清クレアチニン値は，変動してしまうはずです．急性腎不全のように，尿中にクレアチニンが排泄されないと，血清クレアチニンは時々刻々と上昇してきます．

　クレアチニンは，実は，筋肉でつくられています．1kg の筋肉でつくられるクレアチニンは，どのような人でも一定であるといわれています．ですから，筋肉量が一定である限り，クレアチニン産生量は一定です．

　ただし，個々人では，体重当たりの筋肉量が異なりますので，クレアチニン産生量は，各個人ではほぼ一定ですが，15～25mg/kg/日といわれています．

　ここでもう一度 GFR の計算式をみてみると，

$$GFR = Ucr \times V / Pcr$$

で，分子の Ucr×V は，尿中へのクレアチニンの排泄量で，クレアチニン産生量と同じですから，個人においては一定です．すると，

$$GFR = 一定 / Pcr$$

つまり，

$$y = a / x$$

となり，これは，GFR と血清クレアチニン値が反比例関係にあることを表しています．

　図8に，血清クレアチニン値と腎機能の指標である GFR との関係を示しています．この図の灰色部分が，実際の関係ですが，これは反比例関係にあることを示しています．理想曲線である双曲線は，実線で示すもので，少し誤差はありますが，反比例関係にあることが理解できます．

　さらに，よくみると，腎機能が正常の GFR 100mL/分でも，血清クレアチニン値に幅があります．これは，個人で筋肉量が異なるため，筋肉質の人は，クレアチニン産生量が多いため，腎機能が正常でも血清クレアチニン値が高くなります．一方，筋肉のない人は，クレアチニン産生量が少ないため腎機能が正常でも血清クレアチニン値は低くなります．

　この図は，少し以前の図であるため，血清クレアチニンの正常値が

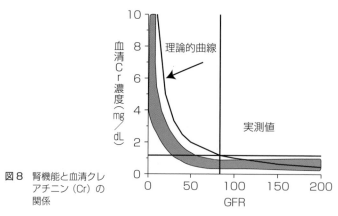

図8 腎機能と血清クレアチニン (Cr) の関係

1.1mg/dL です．その範囲を横線で示してあります．この図からわかるように，血清クレアチニン値が正常でも，腎機能である GFR は 30〜60 mL/分です．つまり，血清クレアチニン値が正常値にあっても腎機能が正常とは限らないことを意味しています．

このことを，さらに理解するために，血清クレアチニンの値から GFR を計算する方法があります．Cochcroft の推算式と呼ばれ，GFR の測定法の一つであるクレアチニンクリアランスを推算する方法です．推算クレアチニンクリアランスを eCCr と表します．

eCCr＝(140−年齢)×体重/72/血清Cr

この式で，72 という数字があるのは，標準体重を表しています．

女性では，0.85 をかけることになっていますが，これは女性では体重当たりの筋肉量が少ないため，クレアチニン産生量が少なくなるためです．

この式をよくみると，一つは，年齢に 140 を入れると，血清 Cr の値に関係なく，腎機能が 0 になってしまいます．つまり，人間は 140 歳まで長生きすると腎機能が廃絶することを意味しています．年齢とともに腎機能が低下し，腎臓は 140 年しかもたないということです．

さらに，少し難しいのですが，GFR の計算式と並べてみると，

GFR＝Ucr×V/血清Cr
eCCr＝(140−年齢)×体重/72/血清Cr

つまり，(140−年齢)×体重/72 は，クレアチニン排泄量を表していることになります．

血清クレアチニン値が 2.0mg/dL という患者さんを考えてみます．

体重 70kg の 50 歳の男性では，腎機能は，

eCCr＝(140-50)×70/2.0/72＝44 mL/分

となり，CKD ステージ分類では 3b で，軽度の腎機能低下と判断されま

す．しかし，同じ血清クレアチニン値 2.0mg/dL でも，体重 40kg の 80 歳の女性では，

eCCr=(140−80)×40/2.0/72×0.85＝14mL/分

となり，CKD 5 で末期腎不全です．

イヌリンクリアランス

2012 年，日本腎臓学会では，血清クレアチニン値から，腎機能を推算する式を発表しました．これは，腎機能をイヌリンクリアランスという最も正確な検査で求めた GFR との関係をみたもので，推算 GFR を eGFR と記載して，クレチニンクリアランス法の推算式 eCCr と区別しています．

男性では，eGFR(mL/分/1.73m^2)＝194×Cr$^{-1.094}$×年齢$^{-0.287}$
女性では，eGFR(mL/分/1.73m^2)＝194×Cr$^{-1.094}$×年齢$^{-0.287}$×0.739

この式の問題点は，体格を無視しているため，実際には eGFR とイヌリンクリアランス法で求めた GFR にはかなりの誤差があります．しかし，クレアチニンクリアランスで腎機能を評価するよりも簡便でわかりやすい指標ですので，十分に臨床的な価値があります．

ここで，問題が出てきました．クレアチニンは筋肉から産生されると述べました．とすると，やせて筋肉が少なくなった人，下肢などを切断してしまった人では，実際よりも血清クレアチニン値が低く出るために，腎機能がよいように判断される可能性があります．例えば，筋ジストロフィーという病気の患者さんでは，クレアチニンがほとんど産生されないため，腎機能が低下しても，血清クレアチニン値はほとんど測定感度以下になってしまいますので，クレアチニン値による評価では，腎機能がよいことになってしまうのです．

そこで，日本腎臓学会は，「るいそうまたは下肢切断者などの筋肉量の極端に少ない場合には血清シスタチン C（eGFRcys）の推算式がより適切である」と述べています．

シスタチン C とは，単球から産生される物質ですが，産生された物質は腎臓から排泄されます．筋肉量には影響を受けないことと，軽度の腎機能低下でも血清シスタチン C 濃度が正常値を上回るといわれています．シスタチン C（cys）を用いて GFR を推算したものは，eGFRcys と略します．

男性
eGFRcys(mL/分/1.73m^2)＝(104×Cys−C$^{-1.019}$×0.996年齢)−8
女性
eGFRcys(mL/分/1.73m^2)＝(104×Cys−C$^{-1.019}$×0.996年齢×0.929)−8

知っておきたい用語
・イヌリンクリアランス

POINT
・腎機能が低下した状態では，酸化的ストレスが増加し，全身の血管内皮細胞障害があると考えるべきです．
・血清 Cr の値よりも eGFR で説明して，正常では 100mL/分であることから，自分の腎機能をそのまま％で理解してもらえます．

4 尿を検査する

尿蛋白

次に，蛋白尿について勉強しましょう．CKD の項目で述べたように，蛋白尿は，腎機能とは独立して動脈硬化の指標になるといわれています．では，蛋白尿とは何か．糸球体の機能のところで述べたように，普通は糸球体の毛細血管はアルブミンなどの蛋白は通過させないといいましたが，実際には，アルブミンは変形能が強いため，非常にわずかですが細長くなって細い穴を通過します．通過したアルブミンは，近位尿細管で細胞内に取り込まれて消化されますが，ほんの一部分は尿中に漏れてきます．そのようなアルブミンを「微量アルブミン尿」と呼びます．

微量アルブミン尿は，通常の試験紙では陽性となることはありませんが，特殊な測定法で微量アルブミン尿を測定すると，正常な腎機能の人でも 15mg/日程度までは出ているといわれています．高血圧や糖尿病などで血管の内皮細胞障害が起こると，糸球体毛細血管でも同様の変化が起こり，「微量アルブミン尿」が増加します．しかし，現在，日本では，「微量アルブミン尿」の測定は糖尿病性腎症でしか保険適応になっていませんので，一般的には測定できません．

知っておきたい用語

・蛋白尿
・微量アルブミン尿

■蛋白尿の検査

一般健診や一般臨床では，蛋白尿の検査は，試験紙法で判定します．試験紙法は，尿中の蛋白濃度を感知して，±から 4＋で表されます．実際の疾患では，蛋白尿といっても，さまざまな蛋白が尿中に出てきます．

試験紙法の精度は，

> アルブミン＞グロブリン，ムコ蛋白，糖蛋白＞Bence Jones蛋白

の順です．しかし，蛋白定量では，このすべての蛋白を測定しています．

試験紙法の定性試験と蛋白濃度の関係をみると，右のようになります．Bence Jones 蛋白という蛋白は，免疫グロブリンの破片ですが，血液のがんの一種である多発性骨髄腫という病気のときに尿中に出てきます．蛋白定量では，尿中に蛋白が大量に出ているように測定されますが，定性で

POINT

蛋白尿の検査には，定性検査といって蛋白質が出ているかどうかをみる方法と，定量検査といって尿中の蛋白の量を測定する方法があります．

POINT

蛋白定性試験と蛋白濃度定量との関係

試験紙	±	+	2+	3+	4+
蛋白濃度	15	30	100	300	1,000

(mg/dL)

は，試験紙に反応しないために，陽性にならないか，陽性になってもわずかしか反応しないという現象が起こります．

　腎臓内科医が，尿蛋白が弱陽性でも必ず尿蛋白定量を行うのは，この疾患を見逃さないためです．

　尿蛋白定量の正常値は，150mg/日といわれています．すると，脱水になって尿量が300mLしか出ない場合には，50mg/dLという濃度まで濃縮されることがあります．試験紙法では＋に相当します．腎臓内科医は，尿蛋白を定量するときには，必ず尿中クレアチニン濃度を測定します．

　前項で述べたように，尿中クレアチニン排泄量は，筋肉含量が一定であるならば，ほぼ一定です．とすると，尿量が減少すればクレアチニンが濃縮されることになります．

　例えば，尿蛋白が1日1.0g出ている患者さんがいたとします．尿量が1,000mL/日では，尿蛋白定量は100mg/dLとなりますから，定性では2＋です．この患者さんの尿量が400mLでは尿蛋白定量は250mg/dLですから尿定性では3＋，ところが，尿量が多くなって1日3,000mLの尿が出ている場合には，尿定量では33mg/dLで＋になってしまいます．尿蛋白の重症度は，1日の尿蛋白量でみなければならないので，どの状態でも尿蛋白としての重症度は同じなのに，定性試験では，異なった値になってしまいます．

　そこで，そのような状態を見抜くために尿中クレアチニン排泄量を測定します．尿蛋白濃度と尿中クレアチニン濃度の比率をとって，g/gCrとして表します．すると，この患者さんでは，どのような状態でも，尿蛋白は1.0g/gCrとなります．この値の変動をみることで，尿蛋白の重症度を評価できます（表3）．

表3　尿定性と尿蛋白定量，クレアチニン補正の関係

尿量 mL/日	定量 mg/dL	定性	Cr濃度 mg/dL	定量/Cr g/gCr
1,000	100	2+	100	1.0
400	250	3+	250	1.0
3,000	33	+	33	1.0

　日本腎臓学会の「CKD診療ガイドライン」にも，蛋白尿の評価法として下記のように記載されています．

・CKDの早期発見に，検尿（蛋白尿，血尿）は簡便で有効な方法である．
・尿試験紙法で（1＋）以上は尿異常として，蛋白定量を行う．
・糖尿病性腎症の早期発見には微量アルブミン尿の検査が重要である．
・随時尿での蛋白尿の評価は尿中クレアチニン濃度で補正した量［尿蛋白/クレアチニン比（g/gCr）］で行う．
・蛋白尿は，正常（＜0.15g/gCr），軽度（0.15〜0.49g/gCr），高度（≧0.50g/gCr）に分類し，軽度以上を陽性とする．

実際，体重が 50kg 位の男性では，Cr 排泄量はおおむね 1.0g/日程度ですので，普通の体格の人では g/gCr は，おおむね 1 日の尿蛋白量に近いものです．

蛋白尿の意義

では，蛋白尿は，動脈硬化にどの程度関与しているのでしょうか．

一つは，腎機能に与える影響です．日本人のデータでは，蛋白尿のない人の腎機能悪化速度は，10 年で 5mL/分程度ですが，蛋白尿があると，その悪化速度は 2 倍になるといわれています．腎機能の項で述べたように，腎機能が加齢とともに悪くなることも表しています．

また，末期腎不全に至る率でみた検討もあります．ある時点での健診の結果で，尿蛋白のない人，少ない人と比べて，尿蛋白が多い人では，末期腎不全に至る率が高いという沖縄県のデータです．しかし，この成績はある意味で，当然の結果で，尿蛋白 3 ＋というのは，糸球体腎炎がないと出ない量ですので，末期腎不全に至る確率が高くなるわけです．

しかし，一般住民健診の成績をみても，尿蛋白の有無により心血管死亡の危険性が高くなるという成績があります（図 9）．男性でも女性でも尿蛋白がなく，腎機能が正常な群を基準とすると，尿蛋白が陽性であるだけで，循環器疾患死亡危険度が男性では 1.30 倍，女性では 2.02 倍になるといわれています．

では，蛋白尿を減少させるにはどうしたらよいのでしょうか．

・慢性糸球体腎炎や糖尿病などの原疾患の検索とその治療
・抗血小板薬の投与
・血圧の管理：アンジオテンシン変換酵素阻害薬（ACEI），アンジオテンシン II 受容体拮抗薬（ARB），一部の Ca 拮抗薬
・食事療法：食塩制限，蛋白制限

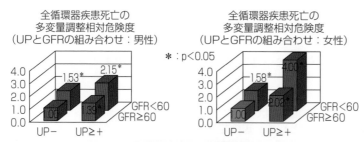

蛋白尿と腎機能低下は，循環器病による
死亡の危険を相加的に高める

図 9　尿蛋白の有無と腎機能低下は独立した危険因子．尿蛋白陽性は心血管系疾患死の増加要因（茨城県健診結果から）

（Irie F et al：The relationships of proteinuria, serum creatinine, glomerular filtration rate with cardiovascular disease mortality in Japanese general population. Kidney Int 69：1264-1271, 2006）

・生活指導：肥満の解消，禁煙，過度な運動の制限
といわれています．これらの意義については，後述します．

血　尿

　血尿は，腎炎の存在を示す重要な検査所見です．一般健診でも血尿の検査は行いますが，一般的には試験紙が用いられます．試験紙法では，10,000/mL 以上で陽性（ヘモグロビン 0.03 mg/dL）になります．肉眼的血尿では，1mL/L 以上です．つまり，尿潜血が強陽性でも貧血になることはありません．ただし，膀胱がんなどで血塊が出る場合には貧血になることもあります．試験紙法での尿潜血と尿中赤血球数との関係を右に示します．

■血尿の評価

　試験紙法による血尿の評価で重要なのは，

①試験紙法では，生理のある女性の 60％が陽性を示すといわれますので，そのような場合には，2＋以上を有意とする考え方があります．

②試験紙法は，酸化還元反応を利用したものであるため，赤血球以外にも，ヘモグロビン，ミオグロビンにも反応し，陽性を示します．ヘモグロビンは溶血性貧血で尿中に出てきます．行軍血尿という言葉がありますが，これは長時間歩いたときに，足の裏の血管内で赤血球が壊れ，尿中にヘモグロビンが出るもので，肉眼的血尿を示すことがあります．ただし，腎炎と違って，赤血球は出ていません．ミオグロビンは横紋筋融解症や打撲で筋肉が挫滅すると筋肉内から遊離されるもので，やはり尿中に赤血球は出ていません．

③そこで，尿潜血が陽性となった場合には，必ず尿沈渣を調べることが推奨されています．顕微鏡検査では，1〜2/HPF までが正常です．

④試験紙法と尿沈渣所見が食い違う場合
　・試験紙（＋）・赤血球（－）
　　尿が古い（採尿後 1 時間以上），アルカリ尿，低張尿，ヘモグロビン尿，ミオグロビン尿
　・試験紙（－）・赤血球（＋）
　　試験紙が古い，ビタミンC 服用

　つまり，尿潜血が強陽性なのに尿中に赤血球がみられない場合には，横紋筋融解症や溶血性貧血を疑う必要があることになります．逆に，ビタミンCを飲んでいる人では，尿中に赤血球が出ているのに，尿潜血反応は陰性となってしまうことがあります．

赤血球形態の観察

　顕微鏡で尿中赤血球を観察すると，尿路系のがんや結石による尿中赤血球は，血液中と同様に変形のない赤血球が観察されます．一方，腎炎などによる糸球体由来の赤血球では，しばしば赤血球形態が変形していることがあります．これは，糸球体の毛細血管が破綻して尿中に赤血球が出たのちに，細い尿細管を通過し，さらに尿浸透圧が一時低くなり，その後高くなるために赤血球が変形するからです．金平糖（こんぺいとう）のような形になります．ただし，採尿後 1 時間以上放置すると，正常の赤血球でも変形してしまうことがあります（図 10）.

　尿潜血者への対応については，「CKD 診療ガイドライン」では以下のように記載されています．

・尿沈渣を依頼する
・尿中赤血球形態が糸球体性でなければ，超音波，尿細胞診，CT など泌尿器科的検索
・尿中赤血球形態が糸球体性，尿中赤血球円柱が陽性ならば腎炎を考える
・尿蛋白が陽性ならば直ちに専門医へ
・泌尿器科的疾患が除外できて尿蛋白が陰性，腎機能が正常ならば 3 ヵ月毎に検診

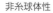

非糸球体性　　　　　　　　　　　糸球体性

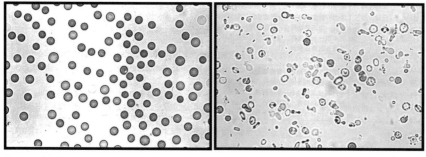

図 10　赤血球形態

Column：腎機能低下に関する仮説

　腎機能が継時的に悪化する理由として，糸球体過剰濾過仮説（Hyperfiltration theory）があります．腎不全保存期治療を考えるうえで重要なことなので，ここで説明してみます．

　糸球体過剰濾過仮説は，1980年に米国のハーバード大学のBrenner先生が提唱した仮説です．彼らは，腎不全モデルとして，5/6腎摘を行いました．これは，正常のラットの片腎を摘出し，反対側の腎動脈の3本のうち2本を結紮して腎臓の5/6を働かないようにしました．すると，糸球体の数は1/6になるわけですから，腎機能の指標であるGFRは1/6に低下します．ところが，その後腎機能が一部回復します．

　しかし，一時改善した腎機能が時間とともに低下します．残された糸球体は最初大きくなり，その後，糸球体毛細血管の内皮細胞の剥離が起こります．その結果，内皮細胞の剥離部分に血小板が付

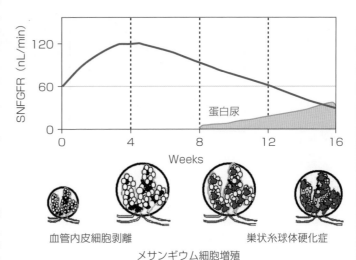

図a　5/6腎摘後の糸球体の変化

着，その後メサンギウム細胞の炎症が起こり，尿蛋白が増加すると同時に腎機能が低下してくるのです（**図a**）．最終的には，5/6腎摘出により残された糸球体に巣状糸球体硬化症が起こりました．

　この実験で重要なことは，腎炎などの免疫学的反応が関与しないにもかかわらず，糸球体に過剰な負荷が加わることにより，糸球体が障害されて腎機能が廃絶することがわかったことです．

　つまり，腎臓の部分切除を行うと，残された糸球体数が減少し，残された糸球体に血行力学的負荷が加わり，その結果，糸球体の障害が起こります．すると，さらに残された糸球体に負荷が加わり，悪循環を形成して，ついには腎機能が廃絶するという経路が考えられるわけです（**図b**）．慢性糸球体腎炎でも，最初は腎炎で糸球体に傷がつきますが，その後は，機能する糸球体数が減少したために，残された糸球体に過剰な負荷が加わり，腎炎がなくても腎機能が進行性に低下すると考えられます．

　その後の研究で，残された糸球体の機能が回復するのは，糸球体の出口にあたる輸出細動脈が収縮して，糸球体毛細血管の内圧が上昇する，いわゆる「糸球体高血圧」が問題であることがわかりました（**図c**）．

　糸球体高血圧では，糸球体毛細血管のみに内圧上昇が起こり，血小板が付着すると，血小板由来血管作動性物質が放出され，血管周囲になりメサンギウム細胞を増殖させて，巣状糸球体硬化症を発生させると考えられています．

　では，なぜ過剰濾過が起こるのでしょうか．その点についても，Brennerらが重要な実験を行っています．5/6腎摘したラットの食事を変更したのです．通常の食事の2倍の蛋白質を食べさせると，初期の腎機能の回復が大きくなりました．しかし，その後の腎機能の低下も早くなったのです．この実験は

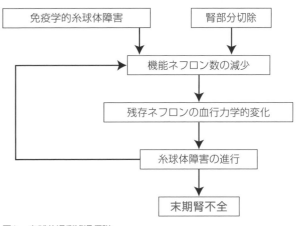

図b　糸球体過剰濾過仮説

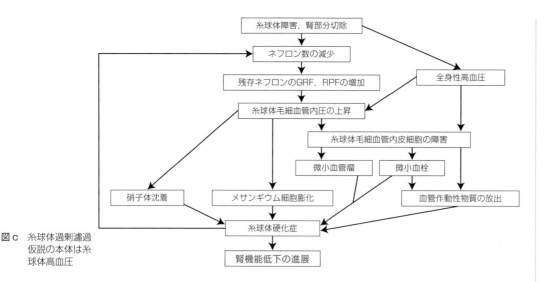

図 c 糸球体過剰濾過
仮説の本体は糸
球体高血圧

4ヵ月間の実験ですが，高蛋白食を食べたラットでは，後半に尿毒症で死亡してしまうラットもありました．一方，通常の半分の蛋白質をたべさせたラットでは，初期の腎機能の回復はありませんが，その後の腎機能の回復もなく，巣状糸球体硬化症もほとんど起こらなかったのです．Brenner 先生は腎機能の悪化に蛋白質の摂取が関係していると考えて，このような実験を思いつき，見事に証明してみせたのです．

その後のたくさんの研究から，過負荷仮説は，蛋白代謝産物である尿素などの負荷による代償性肥大が関係していることを示しました．また，5/6 腎摘をすると血液中に肝成長因子（HGF）などの成長因子が増加することも明らかにしました．さらに，蛋白摂取と関連するリンの負荷，アミノ酸の負荷，グルカゴンも関係していることを明らかにしました．同時に，糸球体では輸出細動脈にアンジオテンシン Ⅱ が作用して，糸球体毛細血管内圧を上昇させることも明らかにしたのです．

つまり，慢性腎不全保存期の治療としては，

1. 原疾患の治療・管理
2. 糸球体過剰濾過の軽減
　1）糸球体毛細血管内圧の軽減
　2）全身血圧の軽減
　3）蛋白制限
3. 血小板機能の抑制

が考えられるわけです．

過剰濾過が起こる原因について，最近さらに詳しくわかったことがあります．
それは，食塩過剰，蛋白質過剰，糖尿病で糸球体濾過量が上昇する理由です．それを理解するためには，尿細管糸球体フィードバックという機構を理解してしなければなりません．

尿細管糸球体フィードバックとは，1972 年 Hierholzer 先生が提唱した仮説です．何らかの理由で糸球体濾過量が減少すると，近位尿細管の Na 再吸収が増加します．その結果，傍糸球体装置に組み込まれている緻密層に到達する Na が減少します．そこで，血管拡張物質が放出されて，糸球体毛細血管が拡張し，糸球体濾過量が増えるのです（**図 d**）．そうすることによって，腎機能の急激な低下を緩和しようとするとのです．

7ページの下の図にあるように，尿細管はヘンレ上行脚が糸球体に接しています．つまり，尿細管内の情報が糸球体血流に何らかの関係があることを表しています．

このフィードバック機構は，1972 年に報告され，その後研究が続けられていましたが，その臨床的意義については，あまり注目されていませんでした．しかし，最近，新たな糖尿病治療薬として発売された SGLT2（sodium glucose transporter）阻害薬が腎保護作用を持っていることから，このフィードバック機構の臨床的意義が明らかにされつつあります．

つまり，高血糖では，ブドウ糖が糸球体から大量に濾過されると，近位尿細管で，ブドウ糖が再

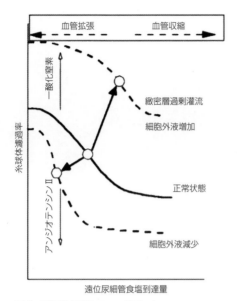

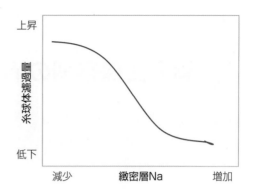

- 糸球体濾過量が減少する
- ⇒近位尿細管のNa再吸収が増加する
- ⇒緻密層に到達するNaが減少する
- ⇒糸球体濾過量が増える=過度のSNGFR の変化を緩和する

図 d　尿細管糸球体フィードバック

吸収されると同時に Na も再吸収されます．その結果，緻密層への Na 到達量が減少し，糸球体濾過量が増えるのです．この状態が糸球体過剰濾過状態となります（**図 e**）．同様に，蛋白質過剰摂取でも，蛋白質が分解されてできるアミノ酸や蛋白質に多く含まれるリンが糸球体で大量に濾過されると，近位尿細管で，アミノ酸とリンが再吸収されると同時に Na も再吸収されます．その結果，緻密層への Na 到達量が減少し，糸球体濾過量が増えて，糸球体過剰濾過状態状態になるのです．腎摘出腎不全モデルでも同様の機序で，尿素窒素，アミノ酸，リンの負荷が過剰濾過を起こします．

逆に，食塩制限，高血糖の改善，蛋白質の制限が過剰濾過を改善するのは，近位尿細管でのNa，血糖，アミノ酸，リンの再吸収が減少し，緻密層への Na 到達量が増えて，糸球体濾過量が過剰状態から改善すると考えられています．

高血糖
→ ブドウ糖が糸球体から大量に濾過される
→ 近位尿細管で、ブドウ糖が再吸収されると同時に Naも再吸収される
→ 緻密層へのNa到達量が減少する
→ 糸球体濾過量が増える
→ 糸球体過剰濾過状態

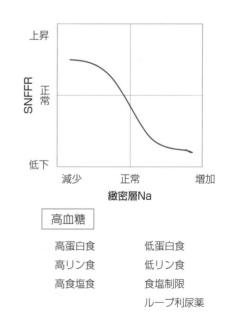

図 e　糖尿病腎症と TG Feedback の関係

腎不全保存期の治療

高血圧の管理

　「CKD 診療ガイドライン」では，血圧の管理について，下記に示すように，腎機能の進行抑制のためにも重要であることを強調しています．

- ・CKD における降圧の意義は，CKD 進行の抑制，および CVD 発症や死亡のリスクの軽減にある．
- ・降圧目標は診察室血圧 130/80mmHg 以下とする．
- ・血圧管理は，家庭血圧や 24 時間自由行動下血圧（ABPM）の測定により血圧日内変動も考慮して行う．
- ・特に 65 歳以上の高齢者 CKD では，病態に応じて過剰降圧を回避し，血圧の日内変動も考慮したテーラーメードの降圧療法を行う．
- ・降圧療法では，まず生活習慣の改善，特に減塩（3g/日以上 6g/日未満）が重要である．
- ・糖尿病合併 CKD 患者，および軽度以上の蛋白尿（尿蛋白量 0.15g/gCr 以上）を呈する糖尿病非合併 CKD 患者では，降圧薬は RAS 阻害薬（ARB，ACE 阻害薬）を第一選択薬とする．
- ・正常蛋白尿（尿蛋白量 0.15g/gCr 未満）の糖尿病非合併 CKD 患者では，降圧薬の種類を問わないので，患者の病態に合わせて降圧薬を選択する．
- ・RAS 阻害薬，利尿薬の投与開始後は eGFR，血清 K をモニタリングする．その際 eGFR については，投与開始 3 ヵ月後までの時点で前値の 30%未満の低下は，薬理効果としてそのまま投与を継続してよい．
- ・一方，eGFR の 30%以上の低下がみられる場合，血清 K が 5.5mEq/L 以上に上昇する場合には該当の降圧薬を減量あるいは中止して腎臓・高血圧専門医にコンサルトする．また，特に高齢者では原則として収縮期血圧 110mmHg 未満への過剰降圧がみられる場合には，該当の降圧薬を減量あるいは中止して経過を観察する．
- ・降圧薬を服用中の患者で，食事摂取ができない，嘔吐している，下痢をしている，あるいは発熱など脱水になる危険があるときには，急性腎障害（AKI）予防の観点から，これらの降圧薬を中止して速やかに受診するように患者に指導する．

　その根拠となったデータが，どのような薬を使おうと，血圧を下げるほど腎機能の悪化速度が遅くなるというデータです．上述したように，糸球体過剰濾過仮説が正しければ，アンジオテンシンⅡの作用を抑制する降圧

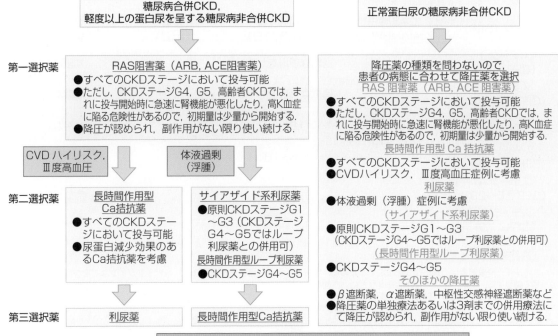

図9 CKD合併高血圧に対する降圧薬の選択
(日本腎臓学会 編：CKD診療ガイド2012. 東京医学社, p67, 2012)

薬のほうが，腎機能の悪化を抑制できる可能性が強いわけですが，糖尿病性腎症ではアンジオテンシンⅡ受容体拮抗薬の使用により腎機能悪化速度が抑制できたという成績が発表されました.

　そこで，「CKD診療ガイドライン」では，血圧の治療について，**図9**のような治療戦略を勧めています.

　筆者は，これらの降圧療法に加え，腎機能低下に影響する可能性のあるさまざまな病態について統合的に治療を行っています.

　薬物療法では，

①抗血小板薬 → ジピリダモール（ペルサンチン®）

②高尿素窒素血症 → 活性炭（クレメジン®）

③高尿酸血症 → アロプリノール®，フェブキソスタット（フェブリク®），
　　トピロキソスタット（ウリアデック®）

④高K血症 → カリウム吸着レジン（カリメート®，ケイキサレート®，
　　ロケルマ®）

⑤低Ca血症 → 活性型ビタミンD

⑥高リン血症 → 炭酸カルシウム，ホスレノール®，リオナ®

⑦代謝性アシドーシス → 重炭酸ナトリウム

⑧腎性貧血 → 遺伝子組換えヒトエリスロポエチン

表4 CKD ステージによる食事療法基準

ステージ（GFR）	エネルギー (kcal/kgBW/日)	たんぱく質 (g/kgBW/日)	食塩 (g/日)	カリウム (mg/日)
ステージ1 (GFR≧90)		過剰な摂取をしない		制限なし
ステージ2 (GFR 60〜89)		過剰な摂取をしない		制限なし
ステージ3a (GFR 45〜59)		0.8〜1.0		制限なし
ステージ3b (GFR 30〜44)	25〜35	0.6〜0.8	3≦ ＜6	≦2,000
ステージ4 (GFR 15〜29)		0.6〜0.8		≦1,500
ステージ5 (GFR＜15)		0.6〜0.8		≦1,500
5D (透析療法中)		別表		

注）エネルギーや栄養素は，適正な量を設定するために，合併する疾患（糖尿病，肥満など）のガイドラインなどを参照して病態に応じて調整する．性別，年齢，身体活動度などにより異なる．
注）体重は基本的に標準体重（BMI＝22）を用いる．

ステージ5D	エネルギー (kcal/kgBW/日)	たんぱく質 (g/kgBW/日)	食塩 (g/日)	水分	カリウム (mg/日)	リン (mg/日)
血液透析 （週3回）	30〜35[注1, 2]	0.9〜1.2[注1]	＜6[注3]	できるだけ少なく	≦2,000	≦たんぱく質(g) ×15
腹膜透析	30〜35[注1, 2, 4]	0.9〜1.2[注1]	PD 除水量(L)×7.5 ＋尿量(L)×5	PD 除水量＋尿量	制限なし[注5]	≦たんぱく質(g) ×15

注1）体重は基本的に標準体重（BM＝22）を用いる．
注2）性別，年齢，合併症，身体活動度により異なる．
注3）尿量，身体活動度，体格，栄養状態，透析間体重増加を考慮して適宜調整する．
注4）腹膜呼吸ブドウ糖からのエネルギー分を差し引く．
注5）高カリウム血症を認める場合には血液透析同様に制限する．
〔日本腎臓学会編：慢性腎臓病に対する食事療法基準 2014 年版．日本腎臓学会誌 56(5)：564，2014 より引用〕

Column：統合的治療の効果

　多くの腎不全患者では，治療効果がない場合や食事療法がうまくできない場合に，腎機能は直線的に悪化します．その悪化速度は，原疾患などにより異なります．実際の症例をみてみましょう．
　第1例目は，IgA 腎症で，予後不良群．扁桃腺摘出を勧めましたが，拒否し，さらにステロイド治療も拒否しました．腎機能悪化速度は，－12.6mL/分/年でした．当院の検討では，IgA 腎症の患者で，無治療の場合には腎機能悪化速度は，－18.44±37.69mL/分/年でしたが，治療をすることにより－5.48±5.62mL/分/年にまで緩徐にすることができています．
　第2例目は，常染色体優性多発性嚢胞腎（ADPKD）です．56歳の女性で，非常に熱心に食事療法を行いましたが，腎機能悪化は直線的で，－3.32mL/分/年でした．当院の検討でも，多発性嚢胞腎の患者では，治療効果が少なく，治療前は－3.69±6.59mL/分/年，治療介入後でも－4.42±2.57mL/分/年でした．
　第3例目は64歳男性，糖尿病性腎症です．腎機能悪化速度は，－45mL/分/年で，腎機能が100mL/分という正常腎機能から，わずか2年半で透析導入となっています．
　では，食事療法を含めた治療介入である程度腎機能の悪化が抑制できた症例をみてみましょう．
　1例目は56歳，男性で，原疾患は糖尿病性腎症です．食事療法としては蛋白質摂取量が50g/日までしか制限できませんでしたが，腎機能悪化速度は－16.6mL/分/年から－4.5mL/分/年まで緩徐になっています．

2例目は，早期から治療したかった症例です．43歳の男性，原疾患は糖尿病性腎症です．腎機能悪化速度は，治療前は−50mL/分/年と急速でしたが，治療後には−7mL/分/年まで緩徐になりました．

　3例目は，思い出深い症例です．71歳女性で，原疾患は糖尿病性腎症です．内分泌科での加療中の腎機能悪化速度は−25mL/分/年と急激でしたが，腎臓内科を受診して食事指導開始後は−0mL/分/年と安定しました．しかし，2年後に夫が脳梗塞で倒れたために，看病が始まり，本人は努力しているものの，食事時間が不規則となり，寝不足などの精神的ストレスも加わって，腎機能悪化速度は−6mL/分/年と早まってしまいました．しかし，透析導入までの時間は6年間遅らせることができました．

　4例目は，いわゆる完全寛解に近い状態になった患者さんです．63歳男性で，原疾患は糖尿病性腎症．腎機能悪化速度は腎臓科受診前が−13.7mL/分/年でしたが，受診後は＋1.0mL/分/年で，ほぼ2年間まったく腎機能の悪化はありませんでした．残念ながら，その後食道がんが発見され，亡くなってしまいましたが，腎機能は最後まで安定していました．

　では，食事療法はどの程度成功するのでしょうか．さいたま医療センターにおける実践率を検討したことがあります．2003年1月〜2004年12月の2年間で，慢性腎不全保存期に栄養指導を受けた患者さんのうち，降圧療法が十分に行われていて，食事療法を開始した56名を対象として，食事療法の効果を検討しました．男性46名，女性10名，平均年齢は56.1±11歳，開始時の腎の血清クレアチニン値は3.2±1.2mg/dL，推定CCrは22.9±10.3mL/分でした．蛋白制限実践率は，必ずしも良好ではありません．蛋白摂取量が0.6g/kg/日以下は21%でした．

　蛋白摂取量と腎機能悪化速度の関係は明らかで，十分な効果を得るためには蛋白摂取量を0.6g/kg/日以下にしなければなりません．しかし，食事療法の実践が悪くても，腎機能悪化抑制効果は十分に発揮されます．

です．

　食事療法については，日本腎臓学会から，**表4**のような治療指針が出されています．

　基本的には，腎機能が低下するほど，蛋白制限を厳しくすることです．興味深いことに，末期腎不全であるステージ5では，蛋白制限を0.6g/kg/日としていますが，日本人の平均蛋白摂取量が1.2g/kg/日であることから考えると，動物実験と同じ，通常の食事の半分です．

食事療法

　食事療法の指針は，日本腎臓学会から出された「慢性腎臓病に対する食事療法基準2014年版」があります．

■エネルギー量の決定

　上記の基準では，エネルギーは，患者の体格，糖尿病の有無により異なりますが，どの病気でも27〜39kCal/kg/日です．

　では実際のエネルギー必要量の求め方をお話しします．まずは，基礎代謝量を計算します．基礎代謝量とは，人間が生きているために必要なエネルギー量です．

　基礎代謝量は，Harris-Benedictの式を用いて計算式します．

$$女性＝66.51＋(9.56×体重kg)＋(1.85×身長cm)－(4.68×年齢)$$
$$男性＝66.47＋(13.75×体重kg)＋(5.0×身長cm)－(6.75×年齢)$$

ここで用いる体重は，標準体重です．

$$標準体重＝身長(m)×身長(m)×22$$

で求めます．

そのうえで，個々の患者の状態によりエネルギー必要量を計算します．概算値は右に示しました．

$$エネルギー必要量＝基礎代謝量×生活活動係数×ストレス係数$$

で計算されます．基礎代謝量は，体温1度で15％増加することも考慮します

生活活動係数（身体活動レベル）は，個人の生活の状況により異なりますが，仰臥位状態で過ごしている人を基準にしています．日常生活を普通に行っている人は，レベルⅠで，年齢により1.3～1.5程度で，多くの人はこの程度です．レベルⅡは，肉体労働を行っている人です．レベルⅢは，過酷な肉体労働者やスポーツ選手です．

ストレス係数は，合併症がない場合を1.0としますが，がんのある患者では1.1～1.2，敗血症では1.1～1.3，多臓器不全では1.2～1.4，熱傷の場合には1.2～2.0です．

蛋白質摂取量

蛋白質は，病期により異なりますが，正常日本人が1.2g/kg/日であることを覚えておきましょう．つまり，0.6g/kg/日とは，正常人の半分の蛋白質ということになります．

しかし，ここで大きな問題があります．日本人の主食であるお米は蛋白質を含んでいます．通常のお米では，1食5g程度の蛋白質を含んでいますので，3食をお米とするとそれだけで15gの蛋白摂取になってしまうのです．うどん，そば，スパゲティー，お餅，パンなどでもほぼ同様で1食5g程度の蛋白質を含んでいます．

健常者では，体重50kgの人でも60gの蛋白摂取に対して15gは穀物からの蛋白質をとっても，他の食品から45gの蛋白質をとってもよいことになりますが，0.6g/kg/日では50kgの人では30g/日ですから，主食から15gとってしまうと副食から15gしか蛋白質をとれないことになり，非常に困難な食事内容になってしまいます．

さらに，蛋白質もエネルギーを含んでいますから，副食の蛋白質を減らすとエネルギー不足になってしまいます．一般的には，蛋白質のエネル

POINT

基礎代謝基準値

	男性	女性
18～29歳	24.0	23.6
30～49歳	22.3	21.7
50～69歳	21.5	20.7
70歳以上	21.5	20.7

POINT

身体活動レベル

年齢	レベルⅠ	レベルⅡ	レベルⅢ
18～29歳	1.50	1.75	2.00
30～49歳	1.50	1.75	2.00
50～69歳	1.50	1.75	2.00
70歳以上	1.30	1.50	1.70

POINT

ストレス係数

慢性低栄養状態	0.6～1.0
術前，退院直前	1.0
手術	
軽度の侵襲	1.1
中等度の侵襲	1.2～1.4
高度の侵襲	1.5～1.8
外傷	
骨折	1.4
鈍的外傷	1.2～1.4
感染症	
軽度	1.2
重度	1.5
熱傷	
体表面積の40％	1.5
体表面積の100％	2.0
体温1℃上昇ごとに0.1を加える	

ギーは 1g で 4kCal ですから，30g の蛋白質を減らすと 120kCal のエネルギー不足になります．一方，主食を減らすとさらにエネルギー不足は深刻なものになります．

　そこで，蛋白制限を行う場合には，特殊食品を使用する必要があります．特に，低蛋白米が有効で，通信販売などで入手できますが，蛋白含有量は製品により異なり 1/10〜1/30 があります．これを使用すれば，主食 1 回で 0.15g〜0.5g ですので，3 食とっても 0.5〜1.5g で，副食として十分な蛋白質を摂取できます．さらに，でんぷんを用いた特殊食品を用いることで，副食の蛋白質を減らすことも可能です．

▌食　塩

　食塩は日本人の摂取量が最近は 11g/日ですので，比較的簡単に制限できます．しかし，漬物を多くとる地方では，現在でも食塩摂取量が 30g/日を超えるようなところもありますので，このような地方では食塩摂取の制限は大変でしょう．

　筆者らの検討では，数回の食事指導を行っても食塩摂取量を 15g/日以下にできなかった患者さん 30 人に「味覚検査」を行ったところ，90% 以上の患者さんで味覚低下というよりも味覚のないことがわかりました．味覚検査では，食塩濃度 20% の液を濾紙に浸して舌にあてても塩味がわからないのです．他の味覚も同様に，味覚検査では VI で味覚なしでした．つまり，味覚がないために臭覚のみに頼り，しょうゆやソースのような香りに頼った食事になるのではないかと考えられます．

▌食事療法の実践

　食事療法を行うことで腎機能が安定することは，前述したとおりですが，実践にはさらにいくつかの工夫が必要です．

　①特殊食品を上手に使います．低蛋白米がまずいと訴える患者さんがたくさんいます．筆者らは，全種類の低蛋白米を試食し，ベスト 3 を患者さんに勧めています．低蛋白米の調理法の工夫についても，「調理実習」をとおして知識を共有できるようにしています．さいたま医療センターでの検討では，低蛋白米を 1 日 2〜3 回使っている患者さんと 0〜1 回の患者さんでははっきりと腎機能悪化抑制効果が違うことを確認しています．

　②その他の特殊食品，でんぷん食品などについても，調理法を含めて話します．

　③最近の筆者らの研究で，長期間食事療法を行って，腎機能が安定した患者さんでも，食事指導を中断すると 6 ヵ月〜1 年以内に食事が乱れ，腎機能が悪化してしまうことが明らかになりました．継続する重要性を強調することも重要です．

④食事療法をしている仲間がいることを知ることも重要ですので,「調理実習」や「腎不全教室」を積極的に開催しています.

⑤食事療法の効果を認識してもらうために,自分の腎機能の推移を図示して,応援しています.

⑥毎回の腎機能のデータを図示して,食事療法の効果が出ていることをほめます.

⑦自宅での血圧を測定してもらって,血圧が安定化していることをほめます.

⑧低蛋白食の新しい調理法を,栄養士に教えてもらい,それを他の患者に教えていることもあります.

⑨年に1回の,集団栄養実習教室で,仲間をつくってもらいます.

⑩3ヵ月毎の,栄養士による栄養教室を行っています.

⑪待合室で,患者同士の情報交換をしてもらいます.

などで,患者のやる気を援助しています.

█食事療法と蓄尿

さいたま医療センターでは,食事療法を行うために,患者さんには必ず蓄尿を持参してもらいました.当初は蓄尿の持参に抵抗を示す患者さんもいましたが,蓄尿がないと食事の状況把握が不正確になること,蓄尿がたくさんの情報を与えてくれることを説明すると,ほとんどの患者さんは協力的になります.

蓄尿をすると下記のことがわかります.

①蛋白摂取量

②塩分摂取量

③尿量

④高カリウム血症の原因検索にも有用

①蛋白摂取量の推定

我々は,口から蛋白質を摂取すると,腸管でアミノ酸などに分解され,門脈を通過して肝臓に運ばれます.そこで,体内に必要な蛋白質を合成します.これを蛋白同化と呼びます.

一方,体内では不要となった蛋白質が壊されます.これを蛋白異化といいます.通常の状態では,蛋白同化量と蛋白異化量,つまり,つくられる蛋白質の量と壊される蛋白質の量は同等です.

蛋白質が壊されると,最終的には尿素窒素になって,尿中に排泄されます.つまり,尿中の尿素窒素を測定すると蛋白異化量が計算できます.ここで,蛋白異化量は摂取量とほぼ同じであることもわかっていますので,蛋白異化量は蛋白摂取量とみなされるのです.

24時間蓄尿による蛋白摂取量の推定には,以下のような式が用いられます.

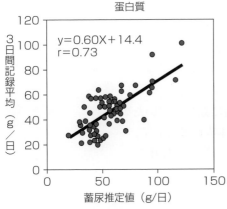

図10　蓄尿データーと食事記録
蓄尿と食事記録は密な相関を示す.

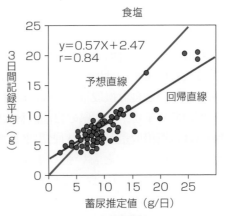

図11　蓄尿データーと塩分摂取量
蓄尿と食事記録は密な相関を示す.
塩分摂取量（g/日）＝尿中 Na（mEq/日）/17

> 推定蛋白摂取量＝6.25×[0.03×体重（kg）＋蓄尿中尿素窒素（g/日）]

　この計算式は，Maroni の式と呼ばれ，腎臓内科医や栄養士に広く利用されています.

　筆者らの検討では，栄養指導を開始したばかりの患者さんの食事記録と蓄尿から求めた推定蛋白摂取量の関係を検討しましたが，図10のように，きれいな相関を示します. しかし，よくみると，食事記録と推定蛋白摂取量がずれている患者さんも多数います. 食事記録の場合，それぞれの材料の重量が記載されていない場合，記録漏れなどによる誤差もかなりあります. 蓄尿も，24 時間しっかりとためられているとは限らず10%程度の誤差はあると思われます.

　栄養士は，このような誤差の多い場合には，記録をみながら，記載漏れがないかを聞き取りして補正します.

②食塩摂取量の推定

　腎機能が正常の場合，摂取した食塩の90%以上が尿に排泄されています. したがって尿中の Na から食塩摂取量を計算することができます. 少し難しい話ですが，食塩は NaCl つまり，塩化ナトリウムです. 分子量はNa 22.5，塩素（Cl）36 ですので，食塩としては58.5 です.

　つまり，1L の水に58.5g の食塩が溶けていると1Mol，つまり1,000mMol＝1,000mEq です. とすると，1gの食塩は 1,000/58.5＝17,つまり 17mEq です. 24 時間蓄尿で尿中に排泄されている Na 量を 17 でわると，尿中に排泄されている食塩量が計算できます.

> 推定食塩摂取量＝尿中Na量(mEq/日)/17

となります.

食事記録から計算された食塩摂取量と尿から計算した推定食塩摂取量を比べていると、きれいな相関を示しています（図11）。これをみるとやはり食事記録から計算された食塩摂取量と尿から計算した推定食塩摂取量にばらつきのある人もいます。食塩の場合には、利用する調味料の量を正確に記録してもらわないと食塩摂取量は正確には計算できません。

思い出深い症例があります。栃木県の自治医科大学病院に勤務していたときに、蓄尿からは食塩摂取量が30g/日と出ましたが、本人は頑として、「俺は塩なんか食べていない」と言い張ります。しかし、蓄尿で尿中に30gの食塩が排泄されているのに食塩を口から摂取していなければ1日も命を長らえることはできません。

その患者さんは、いわゆる「塩」以外は食塩だとは考えていませんでした。食事として「日光漬」という漬物を毎食山盛り食べていたのです。食事療法では、客観的なデータがないと自信をもって患者さんを指導することはできないのです。

最近は、蓄尿が感染の原因になるため、病院内では蓄尿を控えるようになっています。自宅での蓄尿も汚染を考えると、考慮しなければなりません。

そこで、筆者は、最近随時尿を用いて、推定食塩摂取量と蛋白質摂取量を計算するようにしています。精度は若干落ちますが、有用性が高く、開業医の先生にもお薦めしています。

■随時尿による食塩摂取量の推定

随時尿で、尿中 Na 濃度（mEq/L）、尿中 Cr 濃度（mg/dL）、尿中尿素窒素濃度（mg/dL）を測定します。

①24 時間尿中 Cr 濃度の推算（mg/日）＝14.89×体重（kg）＋16.14×身長（cm）－2.043×年齢－2244.45

②24 時間尿中 Na 排泄量の推算（mEq/日）＝21.98×（尿中 Na/尿中 Cr/10×推算 Cr 排泄量）$^{0.392}$

③推算食塩摂取量＝Na 排泄量 /17

④推算蛋白摂取量＝6.25×[0.031×体重＋（尿中尿素窒素/尿中 Cr）×推算 Cr 排泄量/1000]]

■蛋白質摂取と腎不全の関係

なぜ、蛋白質が腎臓に影響を与えるのでしょうか。これは、25 頁のコラムで示したように高蛋白食をとらせると、なぜ過剰濾過が起こり、腎機能が悪くなるのかという問題とも関連しています。

蛋白質を摂取すると、代謝されて尿素窒素などの蛋白代謝産物が発生しますが、尿素窒素は毒性が強いため、早期に体内から排泄しなければなりません。その証拠に、腎機能が正常な人でも蛋白質を大量に摂取すると

表5 尿素窒素と腎機能の関係

60kgの人では72gの蛋白質を食べると，10g/日の尿素窒素が産生されます．

血中尿素窒素 mg/dL	腎機能 L/日	尿中尿素窒素 排泄量 g/日
6.67	150	10
10	100	10
20	50	10
50	20	10
100	10	10

ここで，蛋白質摂取量を30gにすると，産生される尿素窒素は3g/日になります．

30	10	3

60分後には糸球体濾過量が60％も増加するという成績があります．

蛋白質にはリンが含まれていることも重要なことで，リンの大量摂取が動脈硬化の進行に関与することも知られています．さらに，蛋白質は腸管から吸収されるためには，アミノ酸に分解されなければなりません．アミノ酸の負荷も腎血流量を増加させます．特にグリシンがその効果が強いようです．

蛋白質を摂取すると膵臓からグルカゴンが分泌されます．グルカゴンも腎血流量を増加させます．ですから，蛋白質の過剰摂取が腎血流量を増やし，糸球体過剰濾過を起こし，結果的に腎機能を進行性に悪化させます．

ここで，興味深いことがあります．蛋白摂取量を減らすと，尿素窒素が減少することです．蛋白代謝産物である尿素窒素は毒性が強く，尿毒症症状を出す本体といっても過言ではありません．

では，尿素窒素はなぜ腎機能が低下すると上昇するのでしょうか．腎機能の指標である糸球体濾過量は，正常では150L/日ですが，これは，糸球体で毎日150Lの原尿が産生されていることを表すことは，前に記載しました．

ここで，日本人の蛋白摂取量は1.2g/kg/日といわれていますので，60kgの人では72gの蛋白質を食べています．すると，体内では尿素窒素が9.66gおよそ10g産生されます（表5）．

糸球体で濾過される水分量が糸球体濾過量で，血液中の尿素窒素は，そのまま濾過されますから，糸球体で濾過される尿素窒素量は，

糸球体濾過量(L/日)×血中尿素窒素(mg/dL)

となります．尿素窒素は通常は，尿細管では再吸収も分泌もされませんので，糸球体で濾過された尿素窒素は，そのまま尿に排泄されます．つまり，

血中尿素窒素(mg/dL)×150(L/日)＝10(g/日)

と表され，蛋白質を 72g 食べると，血中尿素窒素は 6.7mg/dL あればよいことになります．

　尿素窒素の濃度は，腎機能と蛋白摂取量により決まります．ここで，腎機能が低下すると，尿素窒素濃度は，**表5**のような関係になります．この式は，蛋白摂取量が同じ場合には，血中尿素窒素と腎機能が反比例関係にあることを意味しています．

　ここで，蛋白摂取量を 30g に減らすと，当然尿素窒素産生量が 3g/日に減少します．すると，尿素窒素は 30mg/dL にまで減少するのです．

　実は，透析治療を行うことのできなかった時代には，尿毒症状をとるために，きわめて厳しい蛋白制限を行っていました．1869 年，Beale は，蛋白制限にて尿毒症症状が軽減することを指摘していますし，1927 年，Smith は，慢性腎炎による尿毒症患者に 0.26g/kg/日の厳しい蛋白制限を行い，6 ヵ月も寿命が延びたと報告しています．

　つまり，蛋白質を食べると，尿素窒素などの蛋白代謝産物が産生され，それらが尿毒症症状を出すのです．さらに，蛋白質に含まれるリンは，高リン血症となり，腎性骨異栄養症という骨病変を出します．また，蛋白質は酸性食品ですので，摂取により体内に酸が蓄積し代謝性アシドーシスになります．以上のことから，蛋白質を制限すると，

　①糸球体過剰濾過を軽減し，腎機能の悪化を抑制する
　②尿素窒素が低下し，尿毒症症状が軽快する
　③高リン血症が改善する
　④代謝性アシドーシスが改善する
などの効果が期待できます．

　問題は，蛋白制限をすることによりエネルギー不足となる可能性があることで，エネルギー不足をきたさないようにしながら蛋白制限をすることが重要になります．

　このことは，透析導入になった患者さんでも同様ですので，よく覚えておいてください．

Chapter1　○×チェックテスト

　Chapter1 の「腎臓の働きと腎不全保存期治療」の内容は理解していただけたでしょうか．Chapter1 のまとめとして○×チェックテストをつくりましたので，チャレンジしてみてください．次頁に回答と解説を掲載しましたので，自分の回答と回答の根拠を確認してみることをお勧めします．

	問　題	回答欄
1	日本では，透析患者は 800 人に 1 人である	
2	腎機能が低下すると，動脈硬化が改善する	
3	腎機能が低下すると心血管疾患による死亡リスクが増える	
4	腎機能は，糸球体濾過量で評価する	
5	腎臓の血流量は，心拍出量の 10%である	
6	糸球体毛細血管では，アルブミンが通過することはない	
7	腎機能が正常の場合，尿にアミノ酸は出ない	
8	糸球体で濾過された原尿には，栄養分は含まれていない	
9	糸球体で濾過されたクレアチニンは尿細管で再吸収されない	
10	糸球体で濾過されたナトリウムの 10%が尿に出る	
11	正常人では，尿中に蛋白は出ない	
12	尿素窒素は炭水化物の分解産物である	
13	人間の体重の 50%は水分である	
14	体重の 1%の水分を失うと脱水症になる	
15	腎機能が低下すると高血圧になる	
16	エリスロポエチンは骨髄に作用して白血球産生を刺激する	
17	1 日に必要なビタミン D の 80%は皮膚でつくられる	
18	天然型ビタミン D は，そのままでは骨形成に役立たない	
19	血清クレアチニン値が同じならば，体格によらず腎機能は同じである	
20	クレアチニンクリアランスとイヌリンクリアランスは同じ値を示す	
21	蛋白尿は腎炎でなくても出ることがある	
22	蛋白尿の定性で，尿蛋白の重症度は評価できる	
23	血尿があれば，腎炎と診断できる	
24	蛋白質を食べると，糸球体濾過量は増加する	
25	血圧を管理すると腎機能の悪化が抑制できる	
26	蓄尿をすると蛋白摂取量が計算できる	
27	蛋白質摂取量を少なくすると血中尿素窒素（BUN）が低下する	
28	CKD では，食塩制限は 3g/日以下にすべきである	
29	CKD では，降圧目標は診察室血圧で 130/80mmHg 以下である	
30	CKD では，アンジオテンシンⅡ受容体拮抗薬で血清カリウム値が低下することがある	

Chapter1　○×チェックテストの回答と解説

	回答	解 説
1	×	2018 年末時点での，我が国における慢性腎不全患者は 339,841 人．つまり 100 万人に 2687.7 人，日本人 372.1 人に一人の透析患者がいることになります．
2	×	腎機能がわずかに低下するだけで動脈硬化が進行します．
3	○	腎機能が低下するほど，蛋白尿が多くなるほど，心血管死亡リスクが増えるということが明らかになっています．
4	○	糸球体濾過量（GFR）は，腎臓の機能の指標で，糸球体で濾過される原尿の量のことです．
5	×	腎臓には，大動脈から枝分かれした腎動脈により血液を供給され，1 分間に 1L の血液が流れています．これは，心拍出量の 20％で，血流が最も豊富な臓器です．
6	×	血液中の血漿成分が糸球体毛細血管の膜で濾過された原尿には，尿素窒素などの蛋白代謝産物，ブドウ糖，アミノ酸，電解質などが含まれています．
7	○	ブドウ糖やアミノ酸は近位尿細管ですべて再吸収されます．
8	×	主に物質の分子量によってふるいをかけられているだけですので，ブドウ糖など身体に必要なものもたくさん含まれています．
9	○	尿素窒素やクレアチニン，蛋白代謝産物などは不要なものですから，尿細管で再吸収されることなく尿中に排泄されます．
10	×	ナトリウムは，尿細管で 99％再吸収されます．
11	×	運動後や発熱時には一時的に蛋白尿を出したり，腎機能が低下したりすることがあります．
12	×	炭水化物は，ブドウ糖，ショ糖，果糖などの糖類，でんぷんなどの総称です．炭水化物はエネルギー源として重要な栄養素で，口から取り込まれると体内でエネルギーに変換されます．
13	×	体重の 60％が水分です．
14	×	体重の 3％の水を失えば脱水症となり，逆に 3％の水が蓄積すれば浮腫が現れます．
15	○	腎機能が低下するような状態になるということは，糸球体の血流が低下することを意味し，傍糸球体装置は常に刺激された状態となります．その結果，レニン・アンジオテンシン・アルドステロン系は常に刺激された状態となり，高血圧が起こります．
16	×	エリスロポエチンは，骨髄に作用して赤血球産生を刺激するホルモンです．
17	×	一般的には，1 日に必要なビタミン D の半分が皮膚でつくられています．
18	○	経口的に摂取されるビタミン D は，天然型ビタミン D とよばれ，そのままでは作用できません．まず肝臓で 25 位が水酸化され，25（OH）D_3 となります．その後，腎臓で 1α 位が水酸化され，1α,25（OH）$_2D_3$ となって，いわゆる活性型ビタミン D_3 が合成されます．
19	×	腎機能が正常の GFR 100mL/分でも，血清クレアチニン値に幅があります．これは，個人で筋肉量が異なるため，筋肉質の人は，クレアチニン産生量が多いため，腎機能が正常でも血清クレアチニン値が高くなります．一方，筋肉のない人は，クレアチニン産生量が少ないため腎機能が正常でも血清クレアチニン値は低くなります．
20	×	糸球体濾過量とは，糸球体で濾過される原尿の量のことです．糸球体濾過量の求め方は，一般的にはクレアチニンクリアランスという方法が用いられます．最も簡便な方法は，24 時間蓄尿を行い，血液中と尿中のクレアチニンを測定する方法です．一方，2012 年，日本腎臓学会は血清クレアチニン値から，腎機能を推算する式を発表しました．これは，腎機能をイヌリンクリアランスという難しい検査で求めた GFR との関係をみたもので，推算 GFR を eGFR と記載して，クレアチニンクリアランス法の推算式 eCCr と区別しています．

21	○	尿所見とは，蛋白尿，血尿を意味します．画像診断とは，片腎，腎低形成，多発性囊胞腎の存在を意味します．血液は，腎機能の指標である血清クレアチニン値，病理では，慢性糸球体腎炎や間質性腎炎を意味します．これらは，必ずしも蛋白尿を伴うとは限りません．
22	×	Bence Jones 蛋白という蛋白は，免疫グロブリンの破片ですが，血液のがんの一種である多発性骨髄腫という病気のときに尿中に出てきます．蛋白定量では，尿中に蛋白が大量に出ているように測定されますが，定性では，試験紙に反応しないために，陽性にならないか，陽性になってもわずかしか反応しないという現象が起こります．腎臓内科医は，尿蛋白が弱陽性でも必ず尿蛋白定量を行うのは，この疾患を見逃さないためです．
23	×	血尿は，腎炎の存在を示す重要な検査所見ですが，試験紙法では，生理のある女性の60％が陽性を示すといわれますので，そのような場合には，2＋以上を有意とする考え方があります．そこで，尿潜血が陽性となった場合には，必ず尿沈渣を調べることが推奨されています．顕微鏡検査では，1〜2/HPF までが正常です．
24	○	腎機能が正常な人でも蛋白質を大量に摂取すると 60 分後には糸球体濾過量が 60％も増加するという成績があります．
25	○	どのような薬を使おうと，血圧を下げるほど腎機能の悪化速度が遅くなるというデータがあります．
26	○	蓄尿をすると，①蛋白摂取量，②塩分摂取量，③尿量などがわかります．
27	○	蛋白質を食べると，尿素窒素（BUN）などの蛋白代謝産物が産生され，それらが尿毒症症状を出します．蛋白摂取量を 30g に減らすと，当然尿素窒素産生量が 3g/日に減少します．すると，尿素窒素は 30mg/dL にまで減少します．
28	×	ガイドラインでは「降圧療法では，まず生活習慣の改善，特に減塩（3g/日以上 6g/日未満）が重要である」としています．
29	○	ガイドラインには「降圧目標は診察室血圧 130/80mmHg 以下とする」と記載されています．
30	×	ポリスチレンスルホン酸（カリメート，ケーキサレート）で血清カリウム値が低下します．アンジオテンシンⅡ受容体拮抗薬は，アルドステロンを低下させる結果，高カリウム血症を起こします．

Chapter2

透析療法

イントロダクション

　腎機能が低下すると何が起こるのでしょうか．腎機能の低下によって起こるのは，最初に尿素窒素の上昇，血清クレアチニンの上昇ですが，ほぼ同時期に重炭酸イオンの低下が起こります．次に血清リンの上昇と同時に血清カルシウムの低下が起こり，副甲状腺ホルモンの上昇，FGF23も上昇します．このとき，血清リン値，カルシウム値の変動は軽微で，リン利尿ホルモンであるFGF23が最初に上昇し，遅れて副甲状腺ホルモンが上昇して血清リン値，カルシウム値の上昇を抑制しようとします．

　さらに腎機能が低下すると，血清カリウム値が上昇し，このころになると腎性貧血をきたすようになります．その後，一部の症例で血清ナトリウム値の低下をみます．

尿毒症症状

　腎機能が10mL/分以下，つまり，正常の10%以下になると，尿毒症症状が出ます．近年は尿毒症症状が出現する前に透析に導入されることが多いために，日常臨床では重症の尿毒症をみることはまれですが，透析療法が開発される以前には，尿毒症は不治の病でした．

　尿毒症症状をみてみましょう．

1. 体液貯留（全身性浮腫，高度の低蛋白血症，肺水腫）

　慢性糸球体腎炎や糖尿病性腎症が原因の場合には，比較的初期から浮腫，低アルブミン血症を認めますが，利尿薬で反応する場合には，保存的に治療します．しかし，肺水腫が出た場合には緊急透析導入の適応となります．胸水も尿毒症では20%以上の症例で認めます．

2. 体液異常（管理不良の電解質・酸塩基平衡異常）

　電解質異常は必須で，高リン血症，低カルシウム血症，高カリウム血症，低ナトリウム血症，代謝性アシドーシスなどをみますが，多くの場合，活性型ビタミンD，リン吸着薬，利尿薬，カリウム吸着薬，重曹の投与と食事療法で管理可能です．

POINT

尿毒症の症状
①体液貯留（全身性浮腫，高度の低蛋白血症，肺水腫）
②体液異常（管理不良の電解質・酸塩基平衡異常）
③消化器症状（悪心・嘔吐，食欲不振，下痢など）
④循環器症状（重篤な高血圧，心不全，心包炎）
⑤神経症状（中枢・末梢神経症状，精神症状）
⑥血液異常（高度の貧血症状，出血傾向）
⑦視力障害（尿毒症性網膜症，糖尿病性網膜症）

3. 消化器症状（悪心・嘔吐，食欲不振，下痢など）

　主に，尿素窒素によって起こる尿毒症症状です．尿素窒素が100mg/dLを超えると多くの症例でこれらの消化器症状が出ます．しかし，この症状出現は，実はきわめて理にかなったものです．

　つまり，尿毒症は尿中に出るべき毒素が体内に蓄積するために起こるのですが，その多くは，経口的に摂取した蛋白や電解質によって起こるわけですから，悪心や食欲不振で食べられなくなれば，それ以上尿毒症症状が悪化しないわけです．さらに，嘔吐すると，胃酸が排泄されるので，血液が酸性に傾いている代謝性アシドーシスを改善するのに有効です．また，体内に貯留した水分の排泄にも有効です．下痢も同様に水分の排泄に重要で，さらに，便中には大量のカリウムと尿素窒素が排泄されます．つまり，尿毒症による消化器症状は，人が尿毒症で死亡するのを遅延させる効果があるわけです．

　とはいっても，消化器症状が出た場合には，緊急透析の適応となります．

4. 循環器症状（重篤な高血圧，心不全，心包炎）

　高血圧は，腎機能の低下に伴って頻度，重症度は上昇します．透析導入直前には，ほぼ全例で重症の高血圧となります．同時に，体液貯留と尿毒症による心筋障害により心不全となります．

　ある研究によると，透析導入となった患者に冠動脈造影を行うと，冠動脈の50％以上の狭窄が50％以上の人にみられると報告されています．つまり，透析導入期にすでに冠動脈硬化症をもっている症例が多いことになります．

　心包炎あるいは心外膜炎も尿毒症が重症化すると必発の症状です．透析治療が行われない場合には，60％以上の症例でみられます．近年は，早期の透析導入が多いため，めったにみることはありません．心包炎は心外膜と心嚢膜の間に水分貯留が起こるもので，重症化すると心タンポナーデとなり，心臓が圧迫されて血圧が下がり，重症の心不全となります．

5. 神経症状（中枢・末梢神経症状，精神症状）

　これも，近年は比較的早期に透析導入となるために，あまりみることはなくなりましたが，1980年代には意識障害で救急に来られた方が，検査の結果，尿毒症であったこともあります．さらに，これも1980年ごろですが，ある患者さんは統合失調症（このころは分裂病と呼んでいました）があり精神科病院に収監されたのですが，様子がおかしいということで内科にコンサルトとなり，検査の結果尿毒症であることが判明し，透析に導入して安定したら，分裂病が治癒した症例を経験したこともあります．

　また，記銘力の低下，計算力の低下があることも確認されています．で

すから，透析導入直後に透析指導を行っても覚えていない患者が多いのはこのためかもしれません．

6. 血液異常（高度の貧血症状，出血傾向）

1990年から腎性貧血治療薬として遺伝子組換えヒトエリスロポエチン製剤が使用できるようになり，輸血の必要な患者は激減していますが，それ以前は，透析導入時期には多くの症例で輸血を必要としていました．尿毒症症状が出る状態つまり，高尿素窒素血症が150mg/dL以上になると溶血が起こることも知られています．

また，尿毒症状態では，血小板減少症にあることも多く，さらに尿毒症物質のなかに血小板機能抑制物質があることも知られています．やはり1980年前半ごろですが，重症の尿毒症患者で，出血傾向が強い患者が年末に入院し，暮れから正月にかけて，透析導入から2週間大腸からの出血が止まらず，連日透析，連日輸血を行ったことがあります．連休で血液が手に入らず，正月の元旦から家族，会社の人たちに連絡し，輸血のお願いをして，自分たちで採血，クロスマッチを行い，新鮮血を投与して，正月明けと同時に落ち着いた患者もいました．

7. 視力障害（尿毒症性網膜症，糖尿病性網膜症）

これも最近はほとんどみることはありませんが，やはり1977年ごろ，重症の尿毒症患者で，「色がない」という患者さんがいました．透析導入後3ヵ月位から緑色がみえるようになり，その後赤色，最後に青色が認識できるようになりました．また，ある患者さんは，「望遠鏡で覗いているようにしかみえない」といっていました．この患者さんも透析導入後に次第に視野が広がり，3ヵ月後には全視野がみえるようになりました．

もう一人思い出深い症例ですが，尿毒症がひどくなったから早く透析に導入しようといっても聞いてもらえず，1ヵ月間逃げ回っていました．その後，いよいよ症状が強くなり，病院に来たのですが，眼底出血がひどく，透析を導入して一命は取り留めましたが，失明してしまった患者さんもいました．透析導入直前には，高血圧がひどく，さらに全身浮腫に伴って眼底も浮腫状態となり血管が破綻しやすくなります．出血傾向も強いため重症化しやすいのです．眼科の先生の話では，透析を導入すると糖尿病性網膜症が落ち着く症例が多いといっていました．

全身浮腫，低アルブミン血症に伴う網膜浮腫により網膜剥離を起こした症例もありました．この患者さんは，透析導入により浮腫が改善すると同時に視力も回復しました．

1 透析導入の基準

　透析に導入する基準は，一般的には，
①血清クレアチニン　8mg/dL 以上
②尿素窒素　100mg/dL 以上
③血清カリウム　7mEq/L 以上
④重度の心不全，肺浮腫
⑤吐気・嘔吐などの尿毒症症状

がある場合ですが，血清クレアチニン値は，筋肉量により異なりますので，高齢者で筋肉のない女性では，腎機能が低下しても血清クレアチニン値があまり上昇しない症例もいます．逆に，筋肉質の患者では，腎機能が保たれているのに，血清クレアチニンが高い場合もあります．尿素窒素の値も，蛋白摂取量により異なりますし，脱水症があると簡単に上昇します．

　そこで，1991 年に厚生科学研究から新たな基準が出されました．さまざまな尿毒症にかかわる要素を点数化して透析導入基準とするものです．臨床症状，腎機能，日常生活障害度，年齢を点数化して，合計が 60 点以上では透析を導入する必要があるというものです．

Ⅰ臨床症状
　1）体液貯留（全身性浮腫，高度の低蛋白血症，肺水腫）
　2）体液異常（管理不良の電解質・酸塩基平衡異常）
　3）消化器症状（悪心，嘔吐，食思不振，下痢など）
　4）循環器症状（重篤な高血圧，心不全，心包炎）
　5）神経症状（中枢・末梢神経症状，精神症状）
　6）血液異常（高度の貧血症状，出血傾向）
　7）視力障害（尿毒症性網膜症，糖尿病性網膜症）
　上記のうち 3 個以上は高度（30 点），2 個は中等度（20 点），1 個
は軽度（10 点）
Ⅱ腎機能
血清 Cr（mg/dL）　　濾過量（mL/分）　　点数
　8 以上　　　　　　　10 未満　　　　　　30
　5～8　　　　　　　　10～20　　　　　　 20
　3～5　　　　　　　　20～30　　　　　　 10
Ⅲ日常生活障害度
　1）尿毒症のため起床できないものを高度（30 点）
　2）日常生活が著しく制限されるものを中等度（20 点）

> 3）通院，通学あるいは家庭内労働が困難となった場合を軽度（10点）
> Ⅰ，Ⅱ，Ⅲの合計が 60 点以上を透析導入とする.
> 年少者（10 歳未満），高齢者（65 歳以上），全身性血管合併症のあるものについては 10 点を加算

透析導入基準に関しては，2013 年に透析医学会から新たなガイドラインが出されました（透析会誌 2013：46（12）：1107-1155）.

● ステートメント 1　血清クレアチニン単独で評価すべきでなく，血清クレアチニン値を基にした推算式にて行う（1A）. その上で，血清クレアチニンや GFR の経時的変化，患者の体格，年齢，性別，栄養状態などを総合的に判断して，血液透析導入時期の判断をする（1C）.

● ステートメント 2　透析導入期の正確な腎機能の評価は，イヌリンクリアランス試験，24 時間蓄尿によるクレアチニンクリアランス，クレアチニンクリアランスと尿素クリアランスの和（Ccr＋Curea）/2 など，実測法により評価を行うことをすすめる（1C）.

　透析導入期の腎機能評価については，正確な評価はイヌリンクリアランスによる mGFR，次いで Ccr と Curea の平均による近似により把握すべきである. 現実的には，これらの実測法が必ずしも全例，実施可能ではない. このような場合には，血清クレアチニン値ではなく，eGFR により，まずは GFR＜15mL/min/1.73m^2 であることを確認する. その上で，経時的な血清クレアチニンや eGFR の変化，体重，尿量，尿毒症症状などにより，総合的に透析導入期の腎機能低下と導入タイミングを評価する.

　その上で，透析導入のタイミングとしては，

● ステートメント 6　透析導入時期の判断は，十分な保存的治療を行っても進行性に腎機能の悪化を認め，GFR＜15mL/min/1.73m^2 になった時点で必要性が生じてくる（1D）. ただし実際の血液透析の導入は，腎不全症候，日常生活の活動性，栄養状態を総合的に判断し，それらが透析療法以外に回避できないときに決定する（1D）.

● ステートメント 7　腎不全症候がみられても，GFR＜8mL/min/1.73m^2 まで保存的治療での経過観察が可能であれば，血液透析導入後の生命予後は良好であった. ただし腎不全症候がなくとも，透析後の生命予後の観点から GFR 2mL/min/1.73m^2 までには，血液透析を導入することが望ましい（2C）.

2 透析療法とは

　透析療法とは，尿毒症による死亡を回避し，社会復帰を援助する治療です．費用は，1年間で1人500万円かかりますが，我が国では，身体障害者1級を取得することにより，月1万円で治療を受けることができます．

　透析導入の話をすると，「透析は，生活を束縛されるからいやだ」などの発言がよくあります．これは本末転倒の考え方です．透析療法を受けて生きるということは，本来は「死」と比較しなければなりません．日本でも1970年ごろまでは，透析は実費で行われていました．当時の透析療法は1回当時の値段で10万円でした．私の初任給が6万円の時代です．貯金を使い，土地を売り，家を売ってお金の工面のできた患者が，その期間だけ治療が受けられたのです．お金のない方はもちろん受けることはできません．

　現在でも，アフリカでは成人の30%が尿毒症で死亡しています．つまり，尿毒症という病気は，致死的な病で，放置すれば3ヵ月以内に全員が死亡する難治性の病なのです．それが，透析療法という治療により，生存が可能なのです．うまく付き合えば，10年以上，20年，30年と生存可能な病気です．

　つまり，1970年以前の人たちにとっては，尿毒症は死の病だったことを十分に説明することが重要です．透析を拒否する患者の説得は，「透析は健康な人と比べたら，不便な生活ですが，放置していたら死ぬ患者が，寿命の70%程度は生きられる」夢のような治療であることをしっかり伝えてもらいたいと思います．

　もちろん，透析治療が苦痛を伴うものであってはいけません．よい透析療法を行えば患者さんは必ず元気な透析生活を送ることができます．そのためには，透析にかかわるスタッフがしっかりと勉強しなければならないのです．

POINT

透析療法とは，尿毒症による死亡を回避し，社会復帰を援助する治療です．

POINT

尿毒症は3ヵ月以内に全員が死亡する難治性の病です．

3　透析療法の目的

透析療法の目的は，尿毒症の治療ですが，具体的には何をするのでしょうか．透析は，腎臓の代替療法ですから，Chapter1 でお話しした「腎臓の働き」を補助するものです．

大きく分けて 4 つあります．

　①老廃物の除去
　②電解質の補正
　③水分の補正
　④内分泌機能の補正

POINT

透析は，腎臓の代替療法ですから，「腎臓の働き」
　①老廃物の除去
　②電解質の補正
　③水分の補正
　④内分泌機能の補正
を補助するものです．

老廃物の除去

我々は，食事から蛋白質を摂取しなければ生きていけません．蛋白質は不要になると壊されて再利用されます．しかし，摂取した蛋白質とほぼ同量の蛋白質は，代謝されて老廃物となります．老廃物の出口は主に腎臓です．

蛋白代謝産物には，分子量の小さい尿素窒素，尿酸，クレアチニン，メチルグアニジン，グアニジン誘導体，アンモニアなどがあります．これらはどれも毒性をもち，体内に蓄積するとさまざまな尿毒症症状を出します．通常，体内で産生されたこれらの物質は，すべて尿中に排泄されていますので，透析療法では，これらの物質を除去することが治療目標となります．

尿には，分子量 1 万前後の中分子量蛋白も排泄されています．β_2-ミクログロブリン，α_1-ミクログロブリン，リゾチームなどです．これらも体内に蓄積するとさまざまな合併症を起こしますので，除去する必要があります．

電解質の補正

腎臓の働きでは，電解質の恒常性維持も重要な働きです．我々は，腎臓が働いているために，好きなときに好きなだけ水を飲むことが可能ですし，食塩，カリウム（K），カルシウム（Ca），リン（P）などもほとんど

気にしないで食べることができます．しかし，それは腎臓が調節してくれているからです．

腎機能が低下すると水分の蓄積，カリウムの蓄積，リンの蓄積が起こりさまざまな症状が出ます．

■水，ナトリウム（Na）の除去

無尿の状態では，食事中の水分，飲水による水分の蓄積は必須です．透析療法では，透析間に増加した水分の除去，つまり除水は必須のものです．さらに，食塩も体内に蓄積します．

食塩と水は切っても切れない関係にあります．血清 Na 濃度は，透析患者でも透析前でおおむね 140mEq/L 前後です．これは，食塩水濃度でいうと 8.2g/L に相当します．つまり，8.2g の食塩が体内に取り込まれると，その食塩を正常の値にするために水分が 1L 必要となり，この分の飲水が必要となるのです．その結果，透析間体重増加につながります．

同様に透析で 1L の除水をすると同時に 8.2g の食塩が除去されます．

■カリウム（K）の除去

K の蓄積は，高 K 血症を起こし，致死的不整脈，心停止の原因となる怖いものです．そのため，透析では K の除去も重要な役割になります．

■カルシウム（Ca）の補充

透析患者では，ビタミン D の活性化障害により，食事中に含まれる Ca をうまく吸収することができません．また，血液中のリン（P）を正常化するために，リン酸カルシウム塩という結晶をつくり，その結晶が軟部組織などに沈着することにより P の上昇を抑えようとします．したがって，P が体内に蓄積すると，Ca が利用されてしまい，血清 Ca が低下するのです．透析では，透析液から Ca を補充する必要があるのです．

■リン（P）の除去

P は主に蛋白質に含まれています．多くの場合，Ca も含まれています．しかし，P の腸管での吸収は Ca とは違って，ビタミン D がなくても吸収されますので，結果的に P がよりたくさん腸管から吸収され，高 P 血症になります．この P の上昇を抑えるために，Ca と結合してリン酸カルシウム塩となって軟部組織に結晶が蓄積して P を正常化しようとします．したがって，透析では P の除去も重要な役割となります．

■水素イオンの除去

蛋白質，野菜，穀物などには，水素イオンが大量に含まれています．腎機能が正常の場合，水素イオンは尿に排泄されるために，尿が酸性に傾い

ているのです．ところが，無尿では，口から摂取された水素イオンは体内に蓄積するため，血液が酸性に傾き，代謝性アシドーシスになるのです．透析では，透析液から重炭酸イオンを体内に補充して，酸を中和しようとします．

水素イオン＋重炭酸イオン ⇒ 水＋二酸化炭素
$H^+ + HCO_3^- \Rightarrow H_2O + CO_2$

その結果，透析終了後には血液は pH 7.50 程度のアルカリ血になります．

内分泌機能の補正

内分泌機能は，透析のみでは，十分な補正は行えません．

■高血圧：レニン・アンジオテンシン・アルドステロン系

レニン・アンジオテンシン・アルドステロン系の賦活化による高血圧は，アンジオテンシン変換酵素阻害薬，アンジオテンシンⅡ受容体拮抗薬などによるレニン・アンジオテンシン系の経路の遮断により，ある程度管理が可能となりましたが，まだまだ十分とはいえません．ドライウェイト（DW）の項でお話ししますが，体内の余分な水分を十分に除去できれば，血圧は下がりますが，体内に余分な水分がある状態では，血圧を下げる薬のみではなかなか血圧は管理できません．

■腎性貧血

腎機能低下に伴う貧血は，腎臓で産生される造血ホルモンであるエリスロポエチンが欠乏するせいですから，腎性貧血の治療原則はエリスロポエチン製剤を投与することです．しかし，同時に，よい透析を行うことも重要で，尿毒症状態では，毒素による溶血も貧血の原因となります．さらに，尿毒症，透析不足では食欲が低下します．栄養不足の状態では，造血ホルモンを投与しても，血液をつくる材料が不足するわけですから，貧血がよくなりません．

■腎性骨異栄養症

ビタミンＤの活性化障害によるものですが，活性型ビタミンＤの投与が必須です．しかし，それだけでは不十分で，血清リンの管理も重要となります．

<table>
<tr><td>**4**</td><td># 透析療法の方法</td></tr>
</table>

　透析療法という場合には，慢性腎不全，尿毒症の治療としての透析療法以外にも，急性腎不全，急性心不全，多臓器不全の治療としての透析も含まれます．透析療法は，血液透析と腹膜透析に分けられます．

　血液透析とは，体外に血液を取り出し，透析器にかけて浄化した血液を再度体内に返すもので，体外循環とも呼ばれます．

　一方，腹膜透析は，腹腔内にきれいな水分を入れ，そこに毒素がしみ出すのを待って，排液し，一定時間ごとに注液と排液を繰り返す方法です．

　血液透析には，維持透析の治療に使われる，いわゆる間歇的血液透析と持続血液透析があります．

血液透析（Hemodialysis：HD）

　血液透析は，体内から取り出した血液を，中空糸膜を束ねたダイアライ

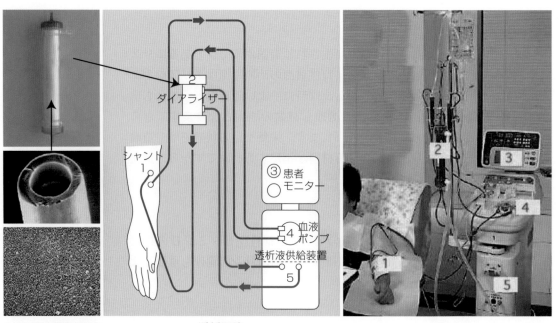

中空糸膜の顕微鏡写真　　　　　**透析回路**

図1　透析療法の実際

ザーを通過させ，膜とその中空糸膜の周囲にある透析液を介して毒物の除去，電解質の除去あるいは補充をして血液を浄化し，再び体内に戻すものです（図1）．体内から血液を取り出す方法は，ダブルルーメンカテーテルや内シャントなどのバスキュラーアクセスを介して行われます．また，体外に取り出した血液が凝固しないように，脱血側から抗凝固薬を注入します．さらに，空気の混入を防ぐために，チャンバーと呼ばれる血液だまりを設けてあります．脱血には，血液ポンプを駆動力とします．

持続血液灌流法（Continuous hemofiltration）

血液透析と同じような構造ですが，長時間連続的に血液浄化を行うことを目的とし，主に急性腎不全や多臓器不全の治療を対象としています．24時間以上持続的に行うもので，血流量は少なく，透析液流量も少なくして，身体への負担を少なくしたものです．

腹膜透析（Peritoneal dialysis）

腹膜透析は，腹腔に穴をあけ，カテーテルを挿入し，腹腔内に透析液を貯留させて，毒素が腹膜からしみ出すのを待って，ある程度の時間貯留した後に排液して行う透析です．間歇的に行う方法と持続的に行う方法があります．

間歇的腹膜透析は，近年はほとんど行われることはありませんが，1970〜80年代には緊急透析導入を行う方法として主に使われていました．患者の臍下数センチにトラッカーという腹腔穿刺針で穴をあけ，腹膜透析用カテーテルをダグラス窩に向けて挿入し，2Lボトルの透析液を注入し，1〜2時間貯留します．その後，排液を行い，さらに注液を行うサイクルを24時間繰り返し，1日20Lの液交換を行います．終了後は，カテーテルを抜去し，腹膜ボタンを挿入して穴がふさがらないようにして終了します．

透析液は現在の腹膜用透析液に近いもので，ブドウ糖濃度が3種類あり，2Lボトル10本をさまざまに組み合わせて除水量を変えることができます．腹膜炎を抑えるために，すべてのボトルに抗生物質を注入し，カテーテルの詰まりを抑えるためにヘパリンも注入します．自動間歇腹膜透析用の機械があり，透析液を温める浴槽内にカテーテルを通過させて，10本のボトルをすべて連結間で結んで，循環させることにより，透析液の温度を一定に保つと同時に，透析液のブドウ糖濃度を均一にします．カリウム濃度は0にしてあって，患者の状態に応じて塩化カリウムを透析液に注入することにより，カリウム濃度を調節することもできました．

1980年ごろになり，持続携帯式腹膜透析（continuous ambulatory

peritoneal dialysis：CAPD）が開発されました．これは，腹膜カテーテルを腹腔に挿入した後，皮下を這わせて出口を作成したカテーテルを体内に留置したもので，間歇的腹膜透析のように毎回カテーテルを変える必要はなく，透析をしながら患者は普通に生活することができます．さらに，透析液はプラスチックボトルに入れたものを使用し自分で交換するため，自宅での透析が可能です．1回 1.5〜2L の注液を行い，1日 4〜5 回液の交換を行うもので，透析液の腹腔内貯留時間は 4〜8 時間で，生活スタイルにより変更します．

　さらに，夜間の液交換を機械を使用して行う APD（Automated Peritoneal Dialysis）という方法もあります．これは，就寝するときに機械に接続して寝ている間に数回の液交換を自動で行うものですが，長い管が必要で，寝返りを打つことに気を使います．しかし，この方法を利用すると昼間の液交換の回数が少なくて済むため，仕事をしている人にはとても便利です．

　CAPD の利点は，自宅で治療を行えるため，病院への通院が月に 1 回で良いことです．以前は社会復帰のために CAPD を選択する人が多かったのですが，最近は，通院困難を理由に CAPD に変更する患者も増加しています．しかし，CAPD 患者数は，透析患者の 5％未満で，推移しています．

　参考までに，血液透析と CAPD の比較を一覧表で示しました（**表 1**）．

表1　血液透析と腹膜透析の比較

項　目	血液透析（HD）	腹膜透析（PD）
治療場所	透析医療機関	清潔で静かな場所（自宅，職場，学校など）
透析を操作する人	医療スタッフ	患者さん本人やご家族
透析による拘束時間	1回 3〜6 時間程度　週 3 回	APD：就寝中　8〜10 時間/日 PD：1回約 30 分　1日約 4 回
手　術	透析シャントをつくる手術	カテーテルをお腹に植え込む手術
透析による苦痛や症状	穿刺痛，血圧低下，倦怠感	液をためた時のお腹の張り
合併症	不均衡症候群 シャントトラブルなど	腹膜炎など ※長期の実施で被嚢性腹膜硬化症発症の恐れ
継続可能期間	半永久的	約 5 年程度
透析効率	中分子の効率高い	低い

血液透析療法のしくみ

バスキュラーアクセス

　血液透析を行うにはバスキュラーアクセスが必要です．動脈と静脈を縫合して，静脈に動脈血を流すもので，作成できる場所は，母指球付近のタバチエール窩，手首，肘部などです．どうしても上肢に作成できない場合には，大腿動静脈を利用することもあります．

　静脈がどうしてもみつからない場合には，人工血管を用いる場合もあります．さらに，長期留置型カテーテルを外頸静脈に挿入し，皮下を這わせて前胸部に出口を設ける場合もあります．

　さらに，緊急透析導入の場合には，外頸静脈，鎖骨下静脈，大腿静脈にダブルルーメンやトリプルルーメンを挿入して行うこともありますが，通常は1週間程度で入れ替える必要があります．

　一部の症例では，緊急時に左右の肘静脈を利用して行う場合もありますが，血流は100mL/分程度しかとれません．

知っておきたい用語

・バスキュラーアクセス
・ダイアライザー

血液透析回路

　バスキュラーアクセスに連結して，脱血を行うための血液ポンプに通す部分，抗凝固薬を投与するライン，透析を行う回路ですが，血流量の状態を監視するためのピローがあり，その後に，空気の混入を防ぐためのチャンバーがあります．その後，ダイアライザーに結合します．これが，動脈側です．ダイアライザーの出口に結合された回路には，静脈圧をモニターするためのチャンバーがあり，再度送血側としてバスキュラーアクセスにつながります．材質は，抗血栓性に優れた材質であることが重要です．

透析条件

　平均的血液透析では，週3回，1回4〜5時間で行われます．ダイアライザーに通す透析液は，通常500mL/分に設定されていますから，1回の透析で使用される透析液は120Lです．

血流量は平均200mL/分ですから1時間で12L，4時間で48Lの血液を処理することになります．50kgの患者では，循環血液量は3.85Lですから体内の血液が12.5回ダイアライザーを通過することになります．

　クリアランスという考え方をすると，血液が1回通過するだけで，ほぼ全部のクレアチニンが除去されると仮定すると，1回の透析で48L，これを週3回行うと144L/週の除去が可能です．これを1日に換算すると20L/日のクレアチニンクリアランスということになります．これは，糸球体濾過量13.9mL/分に相当します．

　実際には，ダイアライザーのクレアチニン除去能力は，おおむね90％程度ですので，12.5mL/分程度になります．この効率を上げるには，血流量を上げる場合と透析時間を延長する場合があります．

透析の原理

　では，どのようにして物質の除去をしているかを考えてみましょう．

▌尿毒症物質の除去

　血液は，透析膜を介して透析液と接しています．この膜を介した物質の移動には，拡散と濾過があります．

1. 拡散の原理（図2）

　透析膜は，半透膜と呼ばれるもので，小さな穴があいています．この穴より小さなものは濃度勾配により膜を通過しますが，穴より大きな物質であるアルブミンや赤血球は通過できません．

　尿素窒素などの毒素は，透析液には含まれていませんので，透析液のほうに移動しますが，ナトリウムは透析液中にも血液と同じ濃度があるため移動しません．カリウムやリンは透析液の濃度が低いため除去されます．カルシウムや重炭酸イオンは透析液内に多く含まれているため透析液から血液の方向に移動します．

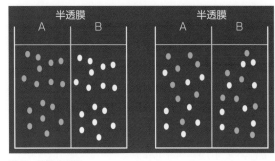

図2　拡散の原理
物質は，濃度勾配により膜を通過する．

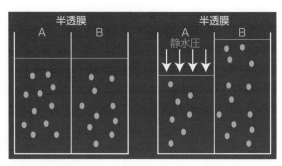

図3　濾過の原理
静水圧が加わると，水は膜を通過する．このとき物質も通過する．

2. 濾過の原理（図3）

半透膜を介して，一方の静水圧を高くすると，水は膜を通過します。このとき，水に含まれている物質も通過します。通過する物質は，分子量の小さいものはそのまま通過し，分子量の大きなものは通過しません。また，通過する量は，水の通過する量により変化します。

同時に，血液中から一定の水が透析液に移動し，いわゆる除水が行われます。つまり，半透膜の水の通過しやすさと半透膜に加える水圧により，除去する水の量をコントロールすることができることになります。

▍半透膜とは

半透膜とは，膜に小さな穴があいていて，水や一部の小分子量物質のみを通過させる膜のことです。透析療法が始まったころには，いわゆる「セロファン膜」が使用されていました。現在は，合成高分子膜が利用され，構造的には，図1中央の写真のような円柱の膜です。

半透膜のイメージは，図4のように膜に小さな穴があいています。半透膜にあいている穴の大きさによって各分子量の透過性が異なります。これが，ダイアライザーの性能を規定しています。

つまり，穴の大きさにより，物質の通過率が異なります。物質の通過率を「ふるい係数」といいます。これは，土木用の砂粒選別に用いる網目状の器具「ふるい（篩）」から由来した言葉で，網目の大きさを表します。同じ穴の大きさでも，小さな分子量のものは，「ふるい係数」が高いことになります。

▍透析膜と透析液の物質輸送（図5）

透析膜に求められる物質交換と分離には，以下の要件を満たすことが重

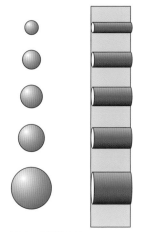

図4　半透膜とは

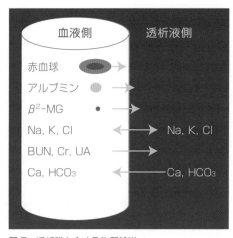

図5　透析膜を介する物質輸送
透析膜を介して①除去されるもの，②補充されるもの，③通過しないものが選別される。

要です．

①患者血液中の有形成分や大部分の血漿蛋白は透析液側に漏出させない．

②透析液中の菌やその産生毒素を患者血液中へ侵入させない．

③患者に不足しているカルシウム（Ca），重炭酸イオン（HCO_3）を透析液から補給する．

④ナトリウム（Na）などの電解質を正常に補正する．

⑤蛋白代謝産物などの老廃物を血液から除去する．

血液中にある物質は，透析膜を介して

①除去されるもの：尿素窒素，クレアチニン，アミノ酸などの蛋白代謝産物，カリウム，リン，β_2-ミクログロブリン（β_2-MG）などの中分子物質

②補充されるもの：カルシウムイオン，重炭酸イオン

③通過しないもの：血球成分，アルブミン，免疫グロブリンなどの大分子量物質など．

があります．

主な物質の分子量をみてみましょう．

1. 尿素窒素：60

2. クレアチニン：113

3. 尿酸：168

4. ビタミン B_{12}：1,355

5. β_2-ミクログロブリン：11,800

6. アルブミン：69,000

7. 免疫グロブリン IgG：120,000

透析膜の歴史をみると，以前は穴が小さく，水の透過性も悪く，尿素窒素やクレアチニンなどの小さな分子量はある程度通過できますが，それ以上のものはほとんど通過できません．しかし，その結果，透析液が汚染されていても，細菌やエンドトキシンも通過できないので，透析液の汚染はあまり重要視されませんでした．

しかし，長期透析患者の合併症である手根管症候群がβ_2-MG（ミクログロブリン）の蓄積によって起こることが明らかとなり，分子量 11,800 のβ_2-MG を有効に除去することが求められるようになり，少しずつ穴が大きくされました．その結果，グラム陰性菌の細胞膜のリポ多糖で，発熱物質であるエンドトキシンンが透析液から体内に流入してしまうことがわかり，透析液の浄化が重要となりました．

近年の透析膜の小孔の大きさは，分子量 10,000 程度までが通過できる膜になっています．しかし，蛋白質は変形することができるため，アルブミンなどの大きな分子量の蛋白でも変形能があると，ある程度は通過する

ことができます．その結果，透析によるアルブミンの漏出も問題となってきています．

■透析膜の選択基準
ダイアライザーの能力として求められているポイントは，

1．小分子蛋白の除去率
尿素窒素，クレアチニン，リンなどの除去率は，血流量の 90 ％以上です．ダイアライザーの性能表に書かれている数字は，血流量 200mL/分のときのそれぞれの物質の除去率を表しています．

例えば，尿素窒素クリアランス 198mL/分とは血流量 200mL/分に対して 99 ％の除去が可能という意味です．しかし，性能表をみるときに注意しなければならないのは，実験が血漿で行われているのか，血液を用いているのかです．血液を用いた場合の尿素窒素除去率とは，赤血球などの結球内からも尿素窒素が除去されていることを意味しますが，血漿の場合の性能では，実際の患者での測定では，赤血球から抜けているかどうかがわかりませんので，実測すると表示されている性能より実際の測定で，値が低くなることもあります．

2．中分子物質の除去率
長期透析の合併症の原因である β_2-MG も除去しなければなりません．分子量は 11,800 です．しかし，身体に必要なアルブミンは保持されなければなりません．つまり，アルブミンは抜けないけれど β_2-MG は抜けなければならないわけです．

3．生体適合性
透析膜は，血液と接しますが，実は血液は異物と接すると白血球や血小板が反応して，血液凝固，補体活性などが起こります．
①白血球吸着
性能の悪い透析膜を使っていた時代には，透析開始後 15 分くらいで，血圧が下がり，患者が呼吸苦に苦しみました．それは，血液が透析膜に接触し，白血球が透析膜に吸着し，同時に活性化された白血球は肺の毛細血管に一時的に閉塞を起こして低酸素血症となるためです．このとき，血液中の白血球数は半分以下になっていました．そこで，透析膜の表面の構造を工夫し，透析膜の線維を工夫して，最近の透析膜では，このようなことはほとんど起こらなくなりました．
②血小板吸着
血小板も透析膜に吸着してしまいます．すると，血液が凝固してしまいます．これを防ぐために抗凝固薬を投与しますが，完全には抑えられませ

POINT

透析膜の選択基準
①小分子蛋白の除去率
②中分子物質の除去率

ん．これも，最近の性能のよい透析膜ではあまり吸着しなくなりました．
③薬剤吸着
　一部の透析膜では，薬物を吸着する場合があります．また，β_2-MG を吸着するものもあります．

■プライミング（回路充填）容量，消毒方法

　ダイアライザーの大きさにより，プライミング容量が異なります．多くの場合，その容量は大きな意味がありませんが，体格が小さい患者や心機能が低下している患者では，プライミング容量が大きいことにより心臓への負荷が加わり，急激な血圧上昇や息苦しさを訴える場合があります．

　消毒方法にも注意してください．近年は高圧蒸気滅菌やγ線滅菌のため，消毒法による影響はほとんどありませんが，以前はエチレンオキサイドガスによる消毒がほとんどであったため，一部の症例ではアレルギー症状，アナフィラキシー症状を呈することがありました．現在でも，穿刺針や血液回路はエチレンオキサイドガス滅菌のものがあります．穿刺部位の発赤などの原因となります．

知っておきたい用語

・プライミング（回路充填）

■透析療法の実際

　透析療法にかかわる手技的なガイドラインとして，2013 年に日本透析医学会から「維持血液透析ガイドライン：血液透析処方」が出されました．その第 1 章に「血液透析量（小分子物質）と透析時間」という項目があります．これは，小分子物質の除去に関するガイドラインで，週 3 回の血液透析における透析条件の設定方法の基準です．ステートメントとして，

> 1. 小分子物質の除去は，尿素を指標物質とする single-pool model による標準化透析量（single-pool Kt/V urea：spKt/V）を用いて評価する．
> 2. 達成透析量の推奨値は最低値 spKt/V 1.2 として 1.4 以上を推奨する．
> 3. 透析時間は 1 回 4 時間以上を推奨する．

と記載されています．

1. 標準化透析量 single-pool model とは何か

　我々は，透析という体外循環によって尿素窒素を除去していますが，これは，体外に取り出した血液から尿素窒素を除去しているわけです．その結果，きれいになった血液が身体に返るわけですが，これだけでは，循環血液がきれいになるだけです．しかし，尿素窒素は，細胞外液にも細胞内液にも均等に分布していることがわかっています．

　つまり，きれいになった血液が循環血液中に戻ると，細胞外から濃度隔

差により尿素窒素が血管内に流入します．さらに細胞外液中の尿素窒素が
きれいになると細胞内から尿素窒素が細胞外に流出します．そのようにし
て，結果的に体内の尿素窒素が除去されるわけですが，それぞれの尿素窒
素の動きには，細胞膜や血管の透過性が関与する可能性があります．

2. KT/V とは何か

透析効率を評価する指標で，K はダイアライザーの効率，T は透析時間．
V は体内の尿素窒素分布量で，通常は体重の 60%で表します．

もともとは，どの程度の透析を行うと，目標の尿素窒素まで除去できる
かを計算するためのものです．少し難しい話ですが，ある時点の体内の総
尿素変化量（VC：体内尿素窒素分布量×尿素窒素濃度）は，尿素窒素産
生量（G）から透析効率（K）と透析尿素窒素濃度（C_0）の積の差によっ
て求められるため，

$$d(VC)/dt = G - KC$$

という微分方程式によって表すことができます．

尿素窒素産生量（G）を無視すると，尿素窒素分布量（V）とダイアラ
イザー効率（K）は定数ですから，ある時点の尿素窒素濃度（C_1）は，透
析前濃度（C_0）から，

$$C_1 = C_0 \times e^{-KT/V}$$

と表せます．つまり，

$$-KT/V = \ln(C_1/C_0)$$

に変形できます．その結果，

$$KT/V = -\ln(C_1/C_0)$$

となります．

透析前後尿素窒素濃度から，尿素窒素除去率（R）を求めると，

$$R = ((C_0 - C_1)/C_0) = (1 - C_1/C_0)$$

と変形できます．つまり，

$$KT/V = -\ln(C_1/C_0) = -\ln(1 - R)$$

となります．これが，本来の KT/V の求め方でした．

しかし，尿素窒素の除去量は，透析中の除水量も大きな関与を示すため
に，除水量も考慮した計算式が，日本透析医学会が提唱する KT/V の求め
方です．single-pool model とは，細胞内と細胞外の間の尿素窒素は自由
に通過できると考えた計算式です．

この計算式を標準化透析量（single-pool Kt/V urea：spKt/V）と呼びま

す．Daugirdas が提唱した計算式で，

$$spKt/V = -\ln(R - 0.008t) - (4 - 3.5R) \times UF/BW$$
t：透析時間，R：尿素窒素除去率，UF：除水量，BW：透析後体重

と表されます．

　ガイドラインでは，spKt/V は最低でも 1.2 以上にするよう推奨しています．可能ならば，1.4 以上を維持するようにステートメントで述べています．

3．KT/V の実際

　KT/V の計算には，透析前後の尿素窒素の値，体重，除水量が必要ですが，概算は透析前後の尿素窒素の値でわかります．

除去率 63% ⇒ Kt/V は約 1.0
除去率 67% ⇒ Kt/V は約 1.1
除去率 70% ⇒ Kt/V は約 1.2
除去率 75% ⇒ Kt/V は約 1.4　推奨されている数字
除去率 80% ⇒ Kt/V は約 1.6

つまり，尿素窒素の除去率が 75% 前後あればよいことになります．

4．KT/V の問題点

　KT/V の値をみる場合，いくつか問題があることを忘れてはいけません．
①透析後のリバウンド現象
　実際には，細胞内と血管内が均一に除去されているわけではありません．さらに，臓器によって除去率が異なっている可能性もあります．そのため，透析直後には血中濃度が下がっているのに，その後 10〜15 分程度で組織から尿素窒素がしみ出してきて，血中濃度が直後と比べて 10〜15% 程度上昇するといわれています．リバウンド現象は，透析効率が高いほど大きくなります．その結果，KT/V は 0.2 程度大きめに計算されています．
②KT/V を過信しない
　KT/V を過信してはなりません．例えば，除去率 75% としても，
　BUN　200 → 50 mg/dL
　BUN　100 → 25 mg/dL
　BUN　50 → 13 mg/dL
　どの症例も，KT/V は同じです．しかし，透析前の尿素窒素が，100mg/dL 以上もあるのは問題です．
　そこで，透析効率の指標として，時間平均濃度（time averaged concentration of urea：TAC）という考え方があります．尿素窒素濃度は，透析前から透析後に急激に低下しますが，透析後，尿素窒素産生が起こ

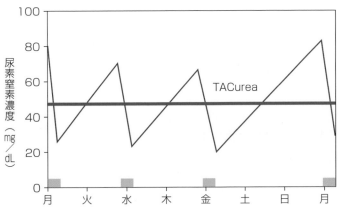

図6 時間平均濃度（TAC）（■は透析時を表す）
透析により尿素窒素が低下することを表します．

り，次の透析までに尿素窒素濃度は増加します（**図6**）．これを，1週間での平均値として求めるのが，時間平均濃度です．目標値は 65mg/dL 以下です．計算方法は，

> TACurea＝[(C1＋C2)×t＋(C2＋C3)×I]/2(t＋I)
> C1：透析前値，C2：透析後値，C3：次回透析前値，t：透析時間，I：透析と透析間の時間

で求めます．

5. KT/V を改善するために
①ダイアライザーを変える
　KT/V の K は除去効率で，ダイアライザー膜面積を大きくすることにより効率を上げることができます．また，膜の素材によっては，透析中に効率が落ちるものもありますので素材の選択も重要です．
②血流量を上げる
　透析の効率は，血流に依存しますので，血流量が多いほど透析効率を上げることができます．通常，血流量は 200mL/分程度ですが，体格のよい人やシャント血流のよい人では，血流量を 250～300mL/分まで上げることがあります．諸外国の成績では，血流量を 400～500mL/分まで上げているものもありますが，日本人では，ここまでの血流はとれないことが多いようです．
③透析時間を延長する
　KT/V の T に相当するもので，透析時間が長いほど透析効率は上がります．通常は週3回4時間ですが，透析時間を 5～6 時間にすることにより予後が改善するといわれています．
④シャント再循環を評価する
　血流を十分にとっているつもりでも，シャント再循環があると，実際の透析効率は減少しています．しかし，透析前後の検査でみると透析効率が

よいようにみえてしまいます.

　筆者らの検討では，人工血管の患者では，血流依存性にシャント再循環が多くなっていました．諸外国の血流 500mL/分というのは，シャント再循環のせいではないかと疑っています.

■クレアチニン

　クレアチニンは筋肉から産生される窒素化合物です．KT/V で評価して透析効率がよいにもかかわらず，透析前クレアチニン値が高いのは，筋肉量が多いためです．仕事や運動をして筋肉が多いとクレアチニンは高値になります．逆に運動をしない人ややせている人はクレアチニンは低値になります.

　クレアチニンインデックスという指標があります．これは，クレアチニン産生速度を計算したもので，高値ほど元気で，予後がよいとされています．運動すると筋肉量が増えて，クレアチニン産生が増加しますので，クレアチニンインデックスが増加するからです.

　クレアチニンインデックスは，最近は %CGR（creatinine generation rate）という指標で表されます．すなわちクレアチニン産生速度の略です．これを同年齢・同性別の健常者の産生速度に対して，その患者のクレアチニン産生速度が何%かを表す指標です．健常者と同じならば，100%になります.

%CGR＝患者のCGR/同年齢・同性別の健常者のCGR×100（%）

　計算方法は，きわめて複雑ですが，一定の条件下では，クレアチニン産生量と，週3回の透析によって除去されるクレアチニン量は同じであることから，透析前後のクレアチニン濃度の変化から推算できます.

■リン（P）

　リンは経口的に摂取され，身体プールにたまったのち，骨の形成と溶解に関与し，摂取量の 60% 前後が尿中に排泄されていますが，腎機能が低下すると体内に蓄積し，さまざまな障害の原因となります．そのために，透析により除去しなければならない物質の一つです．透析液には，リンは含まれておらず，1回の透析で 1,800mg 程度のリンが除去されます.

■β_2-ミクログロブリン（β_2-MG）

　β_2-MG は，単球にて産生され，腎から排泄される物質ですが，本来は腫瘍マーカーで，悪性腫瘍があると血中濃度が上昇します.

　しかし，その後，手根管症候群などの透析アミロイドーシスが，β_2-MG の蓄積によって起こることがわかり，透析により除去しなければいけない物質であることがわかりました．しかし，尿素窒素やクレアチニンなどは

分子量が 300 程度の小分子量なので，小さい穴のあいたダイアライザーで除去できますが，β_2-MG は分子量が 11,800 で，通常の透析膜は通過しません．そこで，分子量の大きな物質を除去するために，穴の大きな合成高分子膜を使用するようになり β_2-MG が除去できるようになりましたが，同時に分子量 6 万のアルブミンも失われることになりました．

　最近は，ハイフラックス膜と呼ばれる膜により，β_2-MG はかなり除去でき，アルブミンをあまり通過させない膜がつくられ，透析アミロイドーシスの発生が劇的に減少しました．

　近年，手根管症候群の手術をした症例で，β_2-MG をさらに除去する目的で，リクセルという吸着カラムが 1 年間だけ使用できるようになりました．

　日本透析医学会の「維持血液透析ガイドライン：血液透析処方」では，β_2-MG の除去目標を以下のように推奨しています．

> 1. 定期的に β_2-MG を測定する．
> 2. 透析治療前血中 β_2-MG 濃度は予後関連因子である．
> 3. 最大間隔透析前血中 β_2-MG 濃度が 30mg/dL 未満を達成できるように透析条件を設定する．

透析膜の種類

■透析膜の素材，消毒方法，大きさなど

①膜の素材

　セルロース系

　　1）再生セルロース

　　2）セルロースアセテート

　合成高分子膜

　　1）ポリアクリロニトリル共重合体（PAN）

　　2）ポリメチルメタクリレート（PMMA）

　　3）エチレンビニルアルコール共重合体（EVAL）

　　4）ポリスルフォン（PS）

　　5）ポリエーテルスルフォン（PES）

　　6）ポリエステル系ポリマーアロイ（PEPA）

②消毒方法：γ線滅菌，EOG 滅菌，電子線

　以前は，エチレンオキサイドガス（EOG）による消毒が汎用されていましたが，EOG は毒性が強く，作業に携わる人たちの健康を考え，使用が禁止されるようになりました．

③小孔の大きさ，形状

　　1）中空糸，平膜

　　現在使用されているダイアライザーは中空糸膜が一般的ですが，一部

〈平成26～27年度の分類法〉
β₂-MG除去率による分類

I型	10%以下
II型	10～20%
III型	30～50%
IV型	50～70%
V型	70%以上

〈平成28年度の新区分〉
β₂-MG除去率とアルブミンのふるい係数を加味した分類

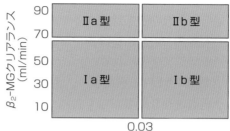

図7　新しいダイアライザー機能分類

には平膜型のものもあります.

2）ダイアライザー機能分類

　ダイアライザーの機能分類は，2015年度までは，β_2-MGのクリアランスによって，I型～V型に分類されていました（**図7左図**）.

　しかし，2015年に改定があり，通常型の4種（Ia型，Ib型，IIa型，IIb型）と，特殊型であるS型に分けられました（**図7右図**）.

　I型とII型の境界は，β_2-MGのクリアランスが70mL/分であり，従来のI型～IV型はすべてI型となります. さらにアルブミンふるい係数0.03を境界として，a型とb型に分けられます.

　つまりa型よりもb型は，アルブミンを通しやすい膜と言えます. 新たに設けられた区分であるS型は，『生体適合性にすぐれる，吸着によって溶質除去ができる，抗炎症性，抗酸化性を有すること』と定義されています.

　現状では，EVAL膜とPMMA膜のダイアライザーが該当します.

④膜表面の形状

　膜素材，製法により親水性，疎水性，吸着性などに分類されています.

⑤膜面積

　0.6m²～2.5m²まであります. 当然，膜面積が大きいほど除去効率がよいことになりますが，血流がとれていないのに，膜面積を大きくしても効率は上がりません. また，構造によっては，膜面積が大きいのに，血流が均一に流れないために，効率が十分に得られない場合もあります. 特に，血流量を上げるほど，血液がすべての中空糸に均一に分布するのが難しくなります.

■透析膜の性能

　ダイアライザーの性能表（カタログのデータ）をみるときの注意点をお話しします. カタログには，以下のような項目の記載があります.

　・尿素クリアランス　　　　　　　　　　180mL/分

- クレアチニンクリアランス　　　　　　170mL/分
- ビタミン B_{12} クリアランス　　　　　60mL/分
- β_2-ミクログロブリンクリアランス　　　30mL/分

　当然，それぞれの数字が大きいほど除去効率がよいことになります．これは，血流量 200mL/分のときに，その血液からどの程度の物質が除去できるかを表していますが，構造によっては，血流量を上げるにつれて効率が落ちるものがあります．また，膜素材によっては，蛋白などが吸着するために，透析後半に効率が大きく低下するものもあります．

　さらに，測定条件で，単なる水溶液で行ったもの，血漿を使用したもの，牛血で血球量を調整したものなどがあります．実際の治療では，患者のヘモグロビン量は大きく異なります．水溶液での実験では，除去効率がよいようにみえても，実際の患者のデータではあまり除去効率がよくないものもあります．常に，患者の血液のデータをみて効率を評価しなければなりません．

■現在の透析膜種類（表2）

　現在市販されている，ダイアライザーの一覧表を示してあります．膜素材，消毒方法などを参照してください．

表2　現在の透析膜分類

	素材ポリマー	製造メーカー	膜タイプ	D/W	滅菌法
セルロース系膜	再生セルロース (regenerated cellulose：RC)	旭化成メディカル	中空糸	W/D	γ線
		Membrana	中空糸	W/D	γ線，EOG
	セルロースアセテート (cellulosea cetate：CA)	ニプロ	中空糸	D	γ線
合成高分子系膜	ポリアクリロニトリル共重合体 (polyacrylonitril：PAN)	ガンブロ	平膜，中空糸	D	γ線，EOG
		Membrana	中空糸	W	γ線
	ポリメチルメタクリレート (polymethyl methacrylate：PMMA)	東レ・メディカル	中空糸	W	γ線
	エチレンビニルアルコール共重合体 (ethylene vinylalcohol：EVAL)	旭化成メディカル	中空糸	W	γ線
	ポリスルフォン (polysylfone：PS)	Fresenius Medical Care	中空糸	W/D	AC，電子線
		旭化成メディカル	中空糸	W/D	γ線，電子線
		東レ・メディカル	中空糸	W	γ線
	ポリエーテルスルフォン (polyethersulfone：PES)	ガンブロ	中空糸	D	γ線
		ニプロ	中空糸	D	γ線
	ポリエステル系ポリマーアロイ (polyester-polymer alloy：PEPA)	日機装	中空糸	W	γ線

EOG：エチレンオキサイドガス滅菌，AC：オートクレーブ滅菌，D：ドライ，W：ウエット

透析液の組成

透析液の組成は，各社それぞれ微妙に異なっています（図8，表3）．透析液の選択には下記のようなことを考慮します．

1. Na 濃度：高いほど血圧は下がりにくい．しかし，口渇刺激を起こすので勧められない．
2. 緩衝液：酢酸は血圧を低下させる．
3. Ca 濃度：炭酸 Ca を多く使用したいために，低 Ca 透析液ができたが，低 Ca 透析液では血圧が低下しやすい．
4. ブドウ糖：無糖では，糖尿病患者で低血糖が起こる．100mg/dL でも低血糖が起こる．
5. カリウム濃度：低いと透析後に倦怠感，不整脈が起こる．
6. 剤型：粉末の方が貯蔵しやすいが，溶解器が必要．

▊Na$^+$

透析液の Na は，低くければ，より多くの食塩を除去できることになりますが，低すぎると血圧低下の原因となります．逆に，高いと，透析中の血圧低下が起こりにくくなりますが，透析後にのどが渇き，水が飲みたくなってしまいます．できれば，138〜140mEq/L 程度がよいとされています．

▊K$^+$

K は，多くの場合できるだけ多く除去したいために，透析液 K 濃度は低い値に設定されています．しかし，透析液 K 濃度が低いと，透析後に低 K 血症となり，不都合が生じることがあります．特に透析前血清 K 値が 4.0mEq/K 以下では，透析後に必ず低 K 血症（3.5mEq/L 以下）になってしまいます．

低 K 血症の症状を右欄に示しました．これは，腎機能が正常な場合の症状も記載されていますが，透析患者にとって不都合なものは，①透析後半に心室性期外収縮が発生する，②透析後に筋力低下が起こり，だるさの原因となる，③透析後に血糖が上昇しやすい，④透析後半に血圧低下が起こりやすい，⑤血圧低下時の昇圧剤に対する反応が悪くなる，などです．

このような場合には，病態に合わせて透析液 K 濃度を 3.5mEq/L 以上に調整する必要があります．透析液に高濃度の KCl を混入して行いますが，個人用透析器で行うことが可能です．

▊Ca^{2+}

Ca は，透析液に含まれているのは，すべてイオン化 Ca ですので，血液で測定した Ca 濃度より低くなっていますが，血液中のイオン化 Ca 濃度

POINT

透析液の組成
Na$^+$ 130〜140mEq/L
K$^+$ 2.0〜2.5mEq/L
Ca^{2+} 2.5〜3.5mEq/L
Mg^{2+} 1.0〜1.5mEq/L
Cl$^-$ 101〜114.5mEq/L
HCO3$^-$ 0〜30mEq/L
酢酸   7.5〜38mEq/L
ブドウ糖 0〜200mg/dL
浸透圧
        270〜301mEq/L

POINT

低カリウム血症の症状
・心臓：心室性期外収縮，心筋壊死
・神経，筋：便秘，イレウス，筋力低下，麻痺，横紋筋融解症
・水・電解質：多飲，アンモニア産生亢進，肝性昏睡，代謝性アルカローシス
・内分泌：アルドステロン低下，レニン増加，耐糖能障害，プロスタグランジン産生増加，インスリン分泌低下
・血行動態：血圧低下，アンジオテンシンⅡ，ADH に対する血管反応性の低下

よりは高く設定されています．Ca濃度が低いと，透析中の血圧低下の原因となります．また，透析中の筋けいれんの原因となることもあります．

▌HCO₃⁻

透析液のなかには，重炭酸イオン濃度が高く設定されているものがありますが，その場合には透析後に血液がアルカリ性に傾きます．過剰なアルカリ化は，右のような症状の原因となります．

1. 低K血症

血液がアルカリに傾くと，それを代償するために，水素イオンが細胞内から溶出します．その結果，血液から細胞内にKが移動し，低K血症になります．透析で除去した量以上に血液中のKが低下してしまうのです．

2. イオン化Caの減少

血液中では，Caの一部はアルブミンに結合しています．この結合部分は水素イオンと競合します．血液がアルカリになると，それを代償するために，アルブミンから水素イオンが離れてきます．その結果，同じ部位にCaが結合するために，アルブミンに結合するCaが増加して，イオン化Ca濃度が少なくなり，低Ca血症と同じような症状を出します．結果的に，テタニーや筋けいれんを起こしやすくなります．

3. 髄液の逆説的酸性化

原因はよくわかっていませんが，急激に血液をアルカリ化すると，髄液が逆に酸性化されてしまいます．その結果，意識レベルの増悪，呼吸抑制が起こってしまいます．

4. 末梢組織の低酸素血症

Bohr効果と呼ばれ，血液がアルカリに傾きすぎると赤血球と酸素の結合能が低下し，末梢の酸素不足になります．これも，筋けいれんの原因となります．

5. リン酸カルシウム塩の結晶化，組織への沈着

血液中のリンとカルシウムは，緩く結晶化しています．血液がアルカリに傾くとこの結晶化が強くなり，組織への沈着が増加します．長時間にわたってこのような状態が持続すると，血管や軟部組織の石灰化が起こりやすくなります．動脈硬化の促進につながりかねません．

▌酢　酸

酢酸は，体内に入ると肝臓で重炭酸イオンに変換されるため，緩衝剤として透析液に含まれています．酢酸透析液では，酢酸濃度は38mEq/Lと

過剰なアルカリ化の弊害
①低K血症（Kの細胞内への移動）
②イオン化Caの減少（テタニー；Caのアルブミンへの結合の増加）
③髄液の逆説的酸性化（意識レベルの増悪，呼吸抑制）
④末梢組織の低酸素血症（Bohr効果）
⑤リン酸カルシウム塩の結晶化，組織への沈着

高濃度に含まれていましたが，重炭酸透析では 7.5mEq/L 程度まで薄く
なっています．近年は無酢酸透析液が発売され，酢酸による血圧低下が少
なくなっています．

■ブドウ糖

以前は，無糖透析液であったために，糖尿病患者では透析中に頻繁に低

Column：透析液の歴史（図8）

■第一世代
透析療法が開始された当初は，透析液の緩衝剤は酢酸のみで，いわゆる酢酸透析液と呼ばれました．当初は，ブドウ糖も含まれていませんでしたが，その後，ブドウ糖を添加したものも発売されるようになりました．

■第二世代
酢酸透析では，血圧低下が激しく，透析後の全身倦怠感が強いなどの問題があり，重曹透析がつくられました．しかし，酢酸がまったく含まれないわけではなく，7.5〜10mEq/L 程度の酢酸を含んでいます．

同時に，リン吸着目的に炭酸カルシウムの投与されることが多かったため，高 Ca 血症の患者が頻発したことから，Ca 濃度を 3.0mEq/L から 2.5mEq/L に減少させた，低 Ca 透析液もできました．ブドウ糖濃度は，100 か 200mg/dL でした．

■第三世代
少量の酢酸でも，血圧低下，全身倦怠感を訴える患者がいることから，無酢酸透析液がつくられました．これは，緩衝剤として酢酸の代わりにクエン酸を使用しています．近年，カーボスター®が開発されました．同時に，透析液 Ca も，低すぎると透析後の全身倦怠感の原因となることから 2.0mEq/L であったものが，2.5，あるいは 3.0mEq/L のものまで発売されています．

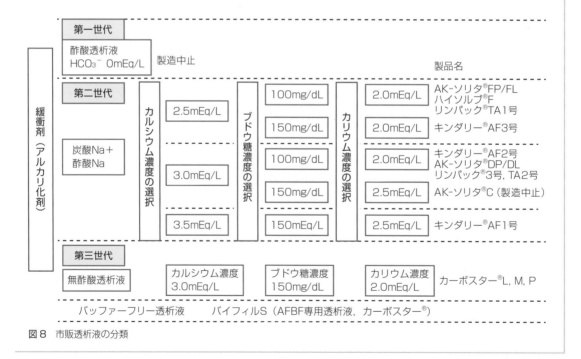

図8　市販透析液の分類

表3　透析液の種類

> ・扶桑薬品　キンダリー®AF1〜3号，P，S
> ・清水製薬　AK-ソリタ®C，DL，DP，FL，FP
> 　　　　　　カーボスター®（無酢酸透析液）
> ・日機装　　D ドライ®2.5，3.0
> ・重曹透析液
> 　　　（HCO₃⁻ 25〜30mEq/L，酢酸 7.5〜10mEq/L）
> ・酢酸透析液
> 　　　（HCO₃⁻ 0mEq/L，酢酸 35〜38mEq/L）
> ・無酢酸透析液
> 　　　（HCO₃⁻ 30mEq/L，酢酸 0mEq/L）
> ・低 Ca 透析液（Ca²⁺ 2.5mEq/L）
> ・液体，粉末

血糖が起こりました．一方，ブドウ糖濃度が 200mg/dL では，高血糖の心配があります．さらに，透析液中のブドウ糖濃度が 100mg/dL でも，一部の症例では低血糖が起こることがあり，最近は 125mg/dL に調整された透析液も発売されるようになりました．

抗凝固薬の使用

透析療法では，血液を血液回路を介して体外に取り出すため，血液が異物に接触して，凝固が起こりやすくなります．そこで，抗凝固薬が必要になります．現在使用されている抗凝固薬は，3 種類あります．一般的には，ヘパリンを使用しますが，出血傾向のある患者ではヘパリンが使用できないため，他の抗凝固薬が使用されます．

■ヘパリン

ヘパリンは，凝固過程のさまざまな部位を抑制して，血液を固まりにくくします．ヘパリンは，価格的にも安価です．半減期は 90 分ですので，投与を中止しても数時間は血液が固まりにくい状態が持続します．

一部の症例では，ヘパリン惹起性血小板減少症が起こります．これは，ヘパリンによる透析を開始後数週間して，血小板数が減少してくるもので，ヘパリンに対する抗体がつくられてしまうためと考えられています．この場合には，ナファモスタットメシル酸塩（nafamostat mesilate）に変更しなければなりません．他の副作用としては，高脂血症があります．これは，ヘパリンが中性脂肪を上昇させる作用があるためです．

■低分子ヘパリン（フラグミン®，ローヘパ®）

普通のヘパリンは分子量が 1,000〜10,000 位の分子量のものが含まれています．いわゆる未分画ヘパリンです．低分子ヘパリンは，このうち，分子量 3,000〜5,000 程度の分子量のもののみを抽出したもので，抗凝固

> **POINT**
>
> ヘパリン投与量の適否は，ACT（activating Clotting Time）の測定や，PT，APTP の測定で行います．

作用は，主に第X因子の抑制によって起こります．半減期も短く，単回投与も可能です．問題点は，ACTやPTなどでのモニターができないことです．

▌Nafamostat mesilate（フサン®）

出血傾向のある患者，観血的手術前後，ヘパリンが使用できない患者で用いられる抗凝固薬です．値段はヘパリンの10倍以上ですが，半減期が短く，5〜7分程度であるために，透析回路内の抗凝固作用はありますが，全身への影響はほとんどありません．

副作用は，高K血症とアナフィラキシーショックです．初回投与時には血圧の変化を慎重に観察する必要があります．また，半減期が短いため，脱血不良の場合には，静脈側チャンバーが凝固してしまうこともあります．適正使用のためのモニター法はありませんが，通常は20〜40mg/時程度で用います．当院では，体重×0.5mg/dLで開始し，適宜増加します．40mg/dL以上の量を投与すると，血圧低下や嘔気などの消化器症状が出ることがあります．

透析条件の設定

通常の透析は，週3回4時間，血流量は200mL/分，透析液流量500mL/分，ダイアライザーは，1.8m²などと設定されます．そのうえで，KT/Vや透析前β_2-MGなどの透析指標をみながら透析条件を変えていくわけですが，それぞれの透析条件と透析効率についてみてみましょう．

▌透析時間（図9）

血中尿素窒素濃度は，指数関数的に低下します．透析時間が長くなると，時間当たりの効率は低下することがわかります．

つまり，週2回1回6時間の透析と，週3回1回4時間の透析では，1週間当たりの透析時間は12時間でも総除去効率が異なることがわかります．逆に毎日2時間透析を行えば，透析効率は最大になります．

▌透析液流量（図10）

透析液流量は，血流量によって必要量が異なります．この図は，血流量を200mL/分とした場合のものですが，血流量をたくさんとっても透析液流量が少ないと効率は落ちてしまいます．血流量が200mL/分では，透析液流量を500mL/分以上にしても透析効率はよくなりません．しかし，血流量を300〜400mL/分にした場合には，透析液流量を上げることで，さらに除去効率を上げることができます．一般的には血流量の2〜2.5倍の透析液流量が必要と考えられています．

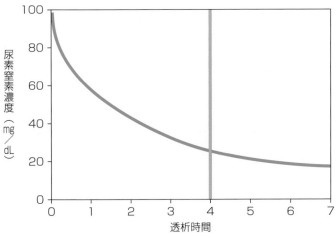

図9 血中尿素窒素と透析時間の関係
透析時間が長くなると，時間当たりの効率は低下する．

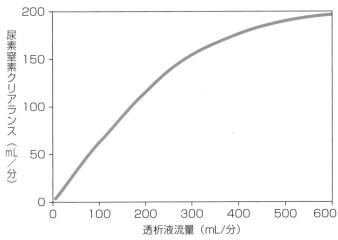

図10 透析液流量
透析液流量 500mL/分以上では変化しない．

▊血流量（図11）

　透析効率と血流量との関係をみると，血流量が多いほど，効率はよくなることがわかります．しかし，ダイアライザーの膜面積が小さいと，血流量を上げても透析効率は頭打ちになってしまいます．つまり，血流量を上げる場合には，膜面積も上げなければ効率は十分には確保できません．

　溶質除去の効率の決定因子は，以下の4つです．
　①透析膜の性能，膜面積
　②血流量
　③透析時間
　④透析液流量

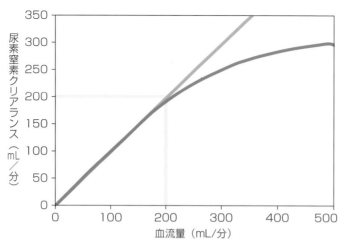

図11　血流量
血流量が多いほど，効率はよくなる．

＊

　透析療法とは，本来は社会復帰を目指した治療です．よりよい透析を提供することで患者さんが元気になることが，透析に携わるスタッフの目標です．

　さらに，その考え方を進めると，家庭透析や頻回透析（週5回以上），長時間透析（1回6～8時間）などの方法を取り入れることにより，食事制限はほとんどなく，降圧薬，リン吸着薬も不要になるともいわれています．患者さんの社会的環境と身体的状況を考えて，最適な透析治療を施していきたいものです．

Column：透析条件と生命予後の関係

　「我が国の慢性透析療法の現況」によれば，ダイアライザーも膜面積を大きくすればするほど，生命予後がよくなるという成績が出ています．では，透析条件によって本当に生命予後は改善するのでしょうか？

　米国では，経済効率を考えて，一時期短時間透析が推奨されましたが，生命予後が不良になったことから，中止されました．最近は，逆に長時間透析や連日透析などが注目されています．

　透析効率を示すKT/Vと予後の関係をみると，KT/Vが0.8以下の症例は予後不良で，KT/Vがよいほど，死亡のリスクが少なくなります．しかし，これは横断的研究であって介入研究ではありませんので，全身状態の悪い患者では，血流量がとれないために透析効率が下がってしまうから，効率の悪い症例で予後が不良になったようにみえる可能性もあります．とはいえ，通常の透析効率であるKT/V1.2～1.4と比べても，それ以上の効率で予後がよいのは，やはり透析効率を上げることに意味があると考えられます．

　ダイアライザーと生命予後の関係でも，透析効率の悪いダイアライザーと比べて，透析効率のよい膜を使用することで，生命予後がよいことがわかります．

　膜素材と生命予後の関係は興味深い結果です．セルロース膜やエバール膜に比べて，合成高分子膜の使用患者では，若干ですが予後がよいように思われます．

　血流量と生命予後は，KT/Vと同様の傾向ですが，血流量が維持できないような全身状態不良の

患者では当然予後が悪いことになります．しかし，興味深いのは，血流量が220mL/分以上の患者では，ほとんど予後に変化がないことです．つまり，血流量は多いほど予後がよいという関係ではないようです．

　透析時間と生命予後の関係も最近注目されている結果です（**図a**）．この成績も，透析時間が短いのは，全身状態が悪い，食欲がないなどの患者では透析時間を短くしているために，予後が不良となります．興味深いのは，通常の透析時間である4時間透析と比べて4.5時間以上の症例で予後がよいことです．つまり，長時間の透析を行うことで，物質の除去効率を上げるのみではなく，透析間に蓄積した水分を時間をかけて緩徐に除水することで血圧が安定し，さらに食事制限を緩くできることが予後改善につながるものと考えられます．

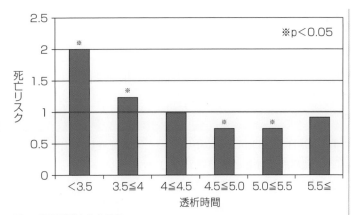

図a　透析時間と生命予後
（日本透析医学会統計調査委員会：図説 わが国の慢性透析療法の現況. p70，2009年12月31日）

Chapter2　○×チェックテスト

　Chapter2 の「透析療法」の内容は理解していただけたでしょうか．Chapter2 のまとめとして○×チェックテストをつくりましたので，チャレンジしてみてください．次頁に回答と解説を掲載しましたので，自分の回答と回答の根拠を確認してみることをお勧めします．

	問　題	回答欄
1	GFR が 10mL/分以下になると尿毒症症状が出る	
2	尿毒症になると血液はアルカリ性に傾く	
3	嘔吐をすると血液はアルカリ性に傾く	
4	下痢をすると血清カリウム値が低下する	
5	尿毒症では統合失調症などの精神症状が出ることもある	
6	血清クレアチニン値が 8.0mg/dL を超えなければ透析は始めない	
7	透析療法では，個人負担は 10%である	
8	カルシウムは，透析液から補充される	
9	血液透析療法は，重症心不全の治療としても行われる	
10	CAPD は自宅で，寝たきりの状態で行われる	
11	内シャントでは，心臓のへの負担はない	
12	透析膜には，小さな穴があいている	
13	半透膜では，水は通過しない	
14	透析では，尿素窒素（BUN）は濃度勾配に逆らって除去される	
15	アルブミンの分子量は免疫グロブリンよりも大きい	
16	白血球は，透析膜に吸着することはない	
17	KT/V は透析効率の指標である	
18	尿素窒素（BUN）は，細胞膜を通過しない	
19	透析による尿素窒素（BUN）除去率は 75%以上あればよい	
20	KT/V がよければ，透析前尿素窒素（BUN）濃度は気にする必要はない	
21	KT/V の K は透析時間を表す	
22	透析効率が保たれている場合，透析前クレアチニンは低いほどよい	
23	リンの蓄積は動脈硬化を改善する	
24	β_2-ミクログロブリンの蓄積は，手根管症候群の原因となる	
25	透析液のナトリウム濃度が高いほど血圧は下がりにくくなる	
26	透析液ブドウ糖濃度が低いほど血糖管理がしやすくなる	
27	透析後低カリウム血症は透析後のだるさを起こす	
28	透析後に血液はアルカリ性に傾く	
29	血液がアルカリ性に傾くと，足の攣れが起こりやすくなる	
30	透析液中の酢酸は血圧低下の原因となる	

Chapter2　○×チェックテストの回答と解説

	回答	解　説
1	○	腎機能が 10mL/ 分以下，つまり，正常の 10％以下になると尿毒症症状が出ます．
2	×	腎機能が正常の場合，水素イオンは尿に排泄されるために，尿は酸性に傾いています．ところが，無尿では，口から摂取された水素イオンは体内に蓄積するため，血液が酸性に傾き，代謝性アシドーシスにります．
3	○	嘔吐すると，胃酸が排泄されるので，血液が酸性に傾いている代謝性アシドーシスを改善するのに有効です．
4	○	下痢は水分の排泄に重要で，さらに，便中には大量のカリウムと尿素窒素が排泄されます．
5	○	尿毒症の症状の一つとして，神経症状（中枢・末梢神経症状，精神症状）があります．また，記銘力の低下，計算力の低下があることも確認されています．
6	×	1991 年に厚生科学研究から新たな基準が出されました．さまざまな尿毒症にかかわる要素を点数化して透析導入基準とするものです．臨床症状，腎機能，日常生活障害度，年齢を点数化して，合計が 60 点以上では透析を導入する必要があるというものです．
7	×	費用は，1 年間で 1 人 500 万円かかりますが，我が国では，身体障害者 1 級を取得することにより，月 1 万円で治療を受けることができます．
8	○	透析膜を介して，カルシウムイオン，重炭酸イオンは補充されます．
9	○	透析療法という場合には，慢性腎不全，尿毒症の治療としての透析療法以外にも，急性腎不全，急性心不全の治療としての透析も含まれます．
10	×	連続的携帯式腹膜透析（CAPD：continuous Ambulatory peritoneal dialysis）は，腹膜カテーテルを腹腔に挿入した後皮下を這わせて出口を作成したカテーテルを体内に留置したもので，間歇的腹膜透析のように毎回カテーテルを変える必要はなく，透析をしながら患者は普通に生活することができます．
11	×	内シャントは手首では心拍出量を 10〜20％増加させます．肘では 30〜50％増加させます．
12	○	透析膜は，半透膜と呼ばれるもので，小さな穴があいています．
13	×	半透膜を介して，一方の静水圧を高くすると，水は膜を通過します．このとき，水に含まれている物質も通過します．
14	×	尿素窒素などの毒素は，透析液には含まれていませんので，透析液のほうに移動します．
15	×	アルブミンの分子量は 69,000，免疫グロブリンの分子量は 120,000 です．
16	×	以前は，白血球が透析膜に吸着していましたが，透析膜の表面の構造を工夫し，透析膜の線維を工夫して，最近の透析膜では，このようなことはほとんど起こらなくなりましたが，吸着はあります．
17	○	KT/V とは，透析効率を評価する指標です．
18	×	きれいになった血液が循環血液中に戻ると，細胞外から濃度格差により尿素窒素が血管内に流入します．さらに細胞外液中の尿素窒素（BUN）がきれいになると細胞内から尿素窒素が細胞外に流出します．
19	○	ガイドラインでは「除去率 75％ ⇒ Kt/V は約 1.4」が推奨されている数字です．
20	×	KT/V は同じでも透析前尿素窒素（BUN）が 100mg/dL 以上あるものは問題です．
21	×	KT/V は透析効率を評価する指標で，K はダイアライザーの効率，T は透析時間，V は体内の尿素窒素分布量で，通常は体重の 60％で表します．

22	×	クレアチニンは筋肉から産生される窒素化合物です．KT/V で評価して透析効率がよいにもかかわらず，透析前クレアチニン値が高いのは，筋肉質のためです．クレアチニンインデックスという指標があります．これは，クレアチニン産生速度を計算したもので，高値ほど元気で，予後がよいとされています．
23	×	リンは経口的に摂取され，身体プールにたまったのち，骨の形成と溶解に関与し，摂取量の 60％前後が尿中に排泄されていますが，腎機能が低下すると体内に蓄積し，さまざまな障害の原因となります．そのために，透析により除去しなければならない物質の一つです．
24	○	長期透析患者の合併症である手根管症候群が β_2-ミクログロブリンの蓄積によって起こることが明らかとなっています．
25	○	透析液のナトリウム濃度が高いほど血圧は下がりにくくなります．しかし，口渇刺激を起こすので勧められません．
26	○	以前は，無糖透析液であったために，糖尿病患者では透析中に頻繁に低血糖が起こりました．
27	○	透析患者にとって不都合なものは，①透析後半に心室性期外収縮が発生する，②透析後に筋力低下が起こり，だるさの原因となる，③透析後に血糖が上昇しやすい，④透析後半に血圧低下が起こりやすい，⑤血圧低下時の昇圧剤に対する反応が悪くなる，などです．
28	○	透析液のなかには，重炭酸イオン濃度が高く設定されているものがありますが，その場合には透析後に血液がアルカリ性に傾きます．
29	○	血液中では，Ca の一部はアルブミンに結合しています．この結合部分は水素イオンと競合します．血液がアルカリになると，それを代償するために，アルブミンから水素イオンが離れてきます．その結果，同じ部位に Ca が結合するために，アルブミンに結合する Ca が増加して，イオン化 Ca 濃度が少なくなり，低カルシウム血症と同じような症状を出します．結果的に，テタニーや筋けいれんを起こしやすくなります．
30	○	酢酸は，体内に入ると肝臓で重炭酸イオンに変換されるため，緩衝剤として透析液に含まれています．しかし，酢酸は，一部の症例では，血圧低下の原因となります．

Chapter3

ドライウェイトについて

イントロダクション

透析療法では，透析間に増加した体重分の水分を除去することも，重要な役割の一つです．通常の透析療法では，透析間で増加した分を単純に除水しますが，食事の状況，生活の状況の変化により，筋肉量や脂肪量は変化します．そのような状態が持続すると，同じ透析後体重では，脂肪量や筋肉量が減少した場合，同量の水分が蓄積してしまいます．逆に，導入初期には食欲の改善，貧血の改善，体力の改善により，急激に筋肉量・脂肪量が増加します．その結果，同一透析後体重では，透析終了時に脱水状態となり，透析後半に血圧低下が起こります．

そこで，ドライウェイト（DW）という考え方を導入しなければなりません．本来は，適正透析後体重の設定であって，DW ではない体重設定もありえます．

ドライウェイトとは

DW という言葉は，透析療法が日常臨床で行われるようになったころ，1967 年に Thompson という先生が提唱した概念です．そのころのドライウェイトの定義は，「透析療法によって細胞外液量が是正された時点の体重」でした．

その DW を知る方法は，

①臨床的に浮腫などの溢水所見がない

②透析による除水操作によって最大限に体液量を減少させたときの体重

③それ以上の除水を行えば，低血圧，ショックが必ず起こるような体重

というものでした．これは，「真のドライウェイト」といえます．循環血液量の観察，plasma refilling（血漿再充満）という考え方が明らかになる以前には，この方法が使用されていました．

しかし，この設定方法にはいくつかの問題点があります．

以前のドライウェイトの問題点

■問題点 1：臨床的に浮腫などの溢水所見がない

透析患者のなかには，体重増加が多いために，透析前に浮腫を呈する場

合が多々あります．また，透析中に血圧が低下するにもかかわらず，浮腫を呈する場合もあります．栄養状態が不良で低蛋白血症がある場合，肝硬変や静脈血栓症などの静脈系に負荷の加わった状態がある場合，心不全がある場合などです．このような場合には，循環血液量の変化をみながら除水を行わなければなりません．

■問題点２：透析による除水操作によって最大限に体液量を減少させたときの体重

除水操作といっても，体外限外濾過法（ECUM），血液透析（HD），血液濾過透析（HDF），血液濾過（HF）などがあります．さらに，透析液にも種類があります．また，長時間透析という方法もあります．

■問題点３：それ以上の除水を行えば，低血圧，ショックが必ず起こるような体重

このような透析後体重にすれば，透析前に心不全を起こすこともなく，真の DW といえますが，透析終了後に全身倦怠感が強く，とてもつらい透析になってしまいます．

もちろん，体重増加が多すぎるために，除水速度が速ければ，血圧低下は起こりやすいことになります．一方，糖尿病患者，心機能低下患者では，除水不十分でも血圧低下を起こしますので，この方法だけでは，設定できない場合も多くあります．

現在使用されているドライウェイト設定の指標

①心胸郭比（CTR）：50％以下（女性では 55％以下）
②透析中の血圧の低下
③浮腫の有無
④胸部 X 線での肺うっ血の有無
この設定方法にもいくつかの問題点があることを確認してください．

■問題点：心胸郭比の問題点
心胸郭比を解釈する場合には，時系列でみることが重要です．心胸郭比そのものは，体内の水分の状態以外にも，高血圧性心肥大，弁膜症，不整脈，虚血性心疾患，心のう液貯留などが影響を与えることを考慮してください．体液過剰状態で心臓が大きくなるのは，主には左心房が拡大するためです．さらに，左心室も拡大します．

1. 貧血
貧血が強いと，心臓が拡大します．これは，腎機能の正常な人でも，鉄

欠乏性貧血がひどい場合などには CTR60％以上にまで達することがあります.

　その原因は，貧血になると酸素輸送能力が低下しますので，それを補うために，同じ血液を何回も末梢に運ばなければならないために，心拍出量，循環血液量が増加するためです.

2. 腹水，肥満による心の横位
　心臓は，本来縦長になっていますが，肥満や腹水があると心臓が横に寝てしまうため，本来の心臓は大きくなっていないのに，心胸郭比が大きくみえてしまいます.

3. 高血圧などによる心筋の肥厚
　透析患者では，心筋肥大が起こることはよく知られています. 心臓の壁の厚さは，正常では 10mm 以下ですが，高血圧性の心肥大では心室中隔，左室後壁とも 20mm 近くまで肥厚します. すると，壁の厚さだけで心臓の大きさが 2cm も大きくなります. 胸郭の径を 30cm とすると，6.7％に相当します. 心臓の内腔が大きくないのに，CTR が 6.7％も大きくなると，正常の 50％が 56.7％にみえるわけですから，大きな問題です.

4. 弁膜症，心筋梗塞，心房細動などの心疾患
　心疾患による心拡大もあります. 拡大の原因はさまざまですが，心疾患で心臓が拡大している場合に，除水を行うと簡単に血圧が低下してしまいます.

5. シャントの過剰発達
　シャント作成は，心臓に負担をかけることも忘れてはいけません. 通常の手首の内シャントでは，シャントの血流は 500mL/分程度ですから，心拍出量を 10〜20％ 程度増加させるのみですが，肘部のシャントでは 1,000〜2,000mL/分まで増加しますので，心拍出量は 50％以上増加します. そのために，シャントの発達に伴い CTR が大きくなります.

6. 心囊液貯留
　最近は，尿毒症による心囊液貯留はまれになりましたが，透析導入初期には多くの症例で心囊液貯留を伴います. 心囊液は，心外膜と心囊膜の間に液体貯留が起こるもので，心臓の拡張障害を起こします. 心臓の内腔が小さいのに CTR は大きくなります.

除水すると何が起こるのか

では，透析で除水をすると，身体のなかでは何が起こるのでしょうか．除水は，体外に取り出した血液から水分を除去しますので，循環血液中から水を引くことです．

体重増加率が5％の患者では，体重50kgの場合2.5Lの除水を行うことになります．循環血液量は，通常は体重の7.7％ですので，体重50kgの患者では3.85Lです．血液中の固形成分，つまり，血球部分以外の血漿量は，ヘマトクリット（Ht）30％の場合，2.7Lです．

この，2.7Lしかない循環血漿量から2.5Lの水を強制的に除去するわけですから，当然血管内は脱水になってしまいます．そこで，脱水にならないようにするためには，血管外から水分が移動して，循環血漿量を保とうとする機構が働きます．これをplasma refilling（血漿再充填）といいます．

体内の水の動き

我々の体内の水分量は，体重の60％です．細胞内には，体重の40％，細胞外には体重の20％が分布します．循環血液量は，体重の7.7％ですが，血管内の血球成分は細胞内液で，血漿成分は細胞外液です．

透析で除水をするということは，血管内から除水するということですが，それを補う形でplasma refillingが起こります．その場合，水分の補給は主に細胞外液からです．細胞外液とはいわゆる間質液です．これらの水の動きは，毛細血管で起こります．では，血管内外の水の動きはどのようにして起こるのでしょうか．水の動きを数式に表すと

> 水の動く量＝血管透過性×（血管内外の静水圧較差－血管内外の膠質浸透圧較差）

となります（図1）．

静水圧とは，血管内では静脈圧で，血管外は間質圧と呼ばれます．間質圧と比べ静脈圧は高いため，水を押し出す力となります．一方，膠質浸透圧とは，蛋白質によって発生する水を引き込もうとする力ですが，血管外，つまり，間質液にはほとんど蛋白質はありませんので，血管内の蛋白質が水を引き込む力となります．つまり，

知っておきたい用語

・plasma refilling（血漿再充満）
・循環血液量
・細胞内液
・細胞外液

POINT

体内の水の動き
・体重の60％が水分
・細胞外液20％
・細胞内液40％
・循環血液量7.7％
・plasma refillingはまず細胞外液から起こります．

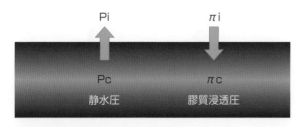

Jv＝Lp[(Pi−Pc)−(πi−πc)]
Lp：血管水透過性　Pi：間質内静水圧
Pc：毛細血管内静水圧
πi：間質内膠質浸透圧　πc：毛細血管内膠質浸透圧

図1　血管内外の水の動きはどのようにして起こるのか

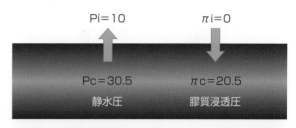

アルブミン濃度が透析前4.0g/dL, 膠質浸透圧は14.85
mmHg＝20.5cmH2O, 間質ではアルブミンはほぼ0.
間質圧を10cmH2Oとすると静水圧は30.5cmH2O.

図2　定常状態でのそれぞれの圧力は

Jv＝Lp[(Pi−Pc)−(πi−πc)]
Lp：血管水透過性，Pi：間質内静水圧，Pc：毛細血管内静水圧，
πi：間質内膠質浸透圧，πc：毛細血管内膠質浸透圧です．

と表すことができます．

　血清アルブミン濃度が透析前 4.0g/dL の場合，膠質浸透圧は 14.85
mmHg＝20.5cmH2O，間質ではアルブミンがほぼ 0 ですから，膠質浸透
圧格差は 20.5mmHg となります．ここで，間質圧を 10cmH2O とすると，
静水圧は 30.5cmH2O と計算されます（**図2**）．この状態では，毛細血管
内外での水の動きはありません．

各種病態での水の動き

　では，この考え方をもとに，浮腫のある病態を考えてみましょう．

■心不全における浮腫（図3）

　心不全では，循環血液量の増加と同時に，右心系負荷により，静脈圧が
上昇し，その結果，毛細血管内圧が上昇します．すると血管内から血管外
へ水を押し出す力が増加するため，間質に水が多くなり，浮腫という状態
になります．間質に水が多くなると間質内の圧力が高くなり，血管内外の
圧較差が，膠質浸透圧較差と同じになるまで，間質に水がたまります．

■ネフローゼ症候群の浮腫（図4）

　ネフローゼ症候群とは，大量の尿蛋白が出て，むくむ状態をいいます
が，尿中に多量の蛋白質が失われる結果，低蛋白血症になります．その結
果，膠質浸透圧が低下し，血管内に水を戻す力が弱くなるため，血管外に
水が残ってしまうのです．すると，血管内の水が少なくなるので，静水圧
が低下し，水を押し出す力が弱くなり，均衡が保たれます．低栄養状態，
肝硬変によるむくみも同様の機序で起こります．

知っておきたい用語

・心不全
・ネフローゼ症候群

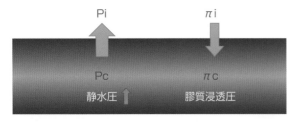

・循環血液量の増加，右心系負荷により毛細血管内圧が上昇する．
・血管内から外への力が増加する．

図3　心不全における浮腫

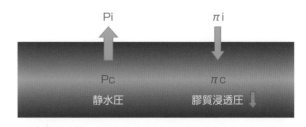

・大量の尿蛋白排泄の結果，膠質浸透圧が低下し，血管内に水を戻す力が弱いために血管外に水が残ってしまう．
・低栄養状態，肝硬変によるむくみも同様の機序．

図4　ネフローゼ症候群の浮腫

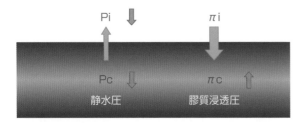

透析で除水をすると，血管内水分の減少が，血管内静水圧を下げ，膠質浸透圧が上昇し，さらに間質静水圧が低下して，水を血管内に移動させる．

図5　透析で除水をすると

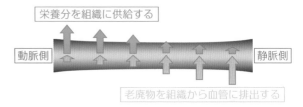

動脈側では，血管内圧が高く，水は外に出る．途中から，膠質浸透圧が強くなり，血管内に水が移動する．

図6　毛細血管内の水の動き

透析で除水をすると何が起こるのでしょうか（図5）

　透析で除水をすると，血管内の水分が減少します．すると，血管内静水圧が低下し，水を押し出す力が弱くなります．同時に，蛋白質が濃縮され，膠質浸透圧が上昇して水を引き込む力が強くなり，水が血管内に移動します．これが，plasma refilling です．その結果，間質静水圧が低下して，間質の水が少なくなります．間質の圧力が低下すると，蛋白濃縮による水を引き込もうとする力が強くても，水が移動できなくなり，循環血液量の減少をきたし，血圧が低下してしまいます．

　実は，このとき透析による除水の結果，心房性ナトリウム利尿ホルモン（ANP）が低下します．ANP は，血管透過性を保つ作用があるため，ANP の低下は，血管透過性を低下させ，水の動きを止めてしまう原因になっています．

毛細血管での水の動きの役割（図6）

　毛細血管では，実は水が出たり入ったりしています．毛細血管の入り口と出口では，静水圧が異なります．入り口側では動脈圧の影響から高くなり，出口部では低くなります．そのため，入り口部では水が毛細血管から出て行きます．すると，血管内の蛋白濃縮が起こり，水を引き込み，蛋白質濃度が元に戻ると，水の動きが止まります．つまり，動脈側では，血管

から水が出るときに，組織へ栄養分を運びます．静脈側では，水が入るときに，組織から出た老廃物を血管内に運ぶのです．

透析中の水の動きを知る方法

以上述べたように，透析で除水をすると血圧が下がるのは，循環血液量が減少するからです．とすると，安全に除水を行うためには，循環血液量の変化を知ることが重要です．そこで，筆者らは，1980年代からさまざまな方法で循環血液量の変化を知る方法を探してきました．最初に用いたのが超音波検査です．

■下大静脈径の測定による循環血液量の変化

透析中に，腹部超音波検査を行います．上腹部矢状断に下大静脈を描出し，肝静脈合流部から遠位2cmを指標とします．下大静脈は，呼吸により変動します．呼気時には，胸腔内圧が上昇し，下大静脈の内圧も上昇するため，太くなります．逆に吸気時には，胸腔内圧が減少し，下大静脈の内圧も減少するため，細くなります．

このとき，呼気時の下大静脈径が循環血液量を反映すると考えたのです．透析で除水をしたときの下大静脈径の経時的変化をみると，下大静脈径は，除水により小さくなりました（図7）．我々の検討では，呼気時の下大静脈径が20mm以上では溢水状態，下大静脈径が，7mmになると血圧が低下し，そこからさらに1kg除水するとショック状態になることを発見しました（安藤康宏他：透析会誌18：173, 1985）．しかし，この方法では，透析中に超音波検査を行わなければならず，臨床的に応用するには限界がありました．

透析前　　　　　　　　　　透析後

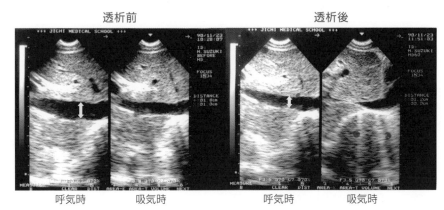

呼気時　　　吸気時　　　　　呼気時　　　吸気時

図7　下大静脈の経時的変化
下大静脈径は，除水により小さくなる．

短時間で，総赤血球量が
変化しないと考えると
CBVB×HtB/100
　　＝CBVA×HtA/100
HtA/HtB＝CBVB/CBVA

Htの変化は，循環血液量の
変化を表す

（CBV：循環血液量）

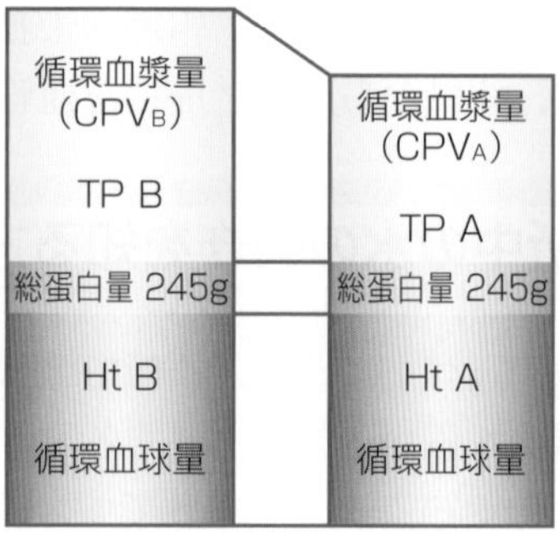

図8　ヘマトクリットの変化から循環血液量の
　　　変化がわかる
(Tabei K et al：An index of plasma refilling in
hemodialysis patients. Nephron 74：266-274,
1996)

■ヘマトクリット（Ht）の変化から循環血液量の変化がわかる（図8）

そこで，今度は，Ht に注目しました．そのころは，どこの透析センターにも Ht を測る機器が置いてあったのです．Ht 管と遠心器があればよかったのです．では，なぜ Ht を測ると循環血液量の変化がわかるのかを説明します．

体内の循環血液は，血漿成分と血球成分から構成されています．血球成分が Ht です．透析で水を引くと，循環血漿量が減少しますが，血球成分の量は変わりません．

短時間で，総赤血球量が変化しないと考えると，

透析前循環血液量×透析前Ht＝透析前血球成分

です．同様に，

透析後循環血液量×透析後Ht＝透析後血球成分

です．

透析前後で血球成分の量は変わりませんから，

透析前循環血液量（CBVB）×透析前Ht＝透析後循環血液量（CBVA）×透析後Ht

となります．

CBVB×HtB/100＝CBVA×HtA/100

この式を変形させると，透析前後の Ht の変化は，透析前後の循環血液量の変化を表していることがわかります（Tabei et al：Nephron 74：266, 1996）．

透析後Ht/透析前Ht＝透析前循環血液量/透析後循環血液量
HtA/HtB＝CBVB/CBVA　　　Ht の変化は，循環血液量の変化を表す．
CBV：循環血液量

持続 Ht 値測定装置（クリットライン®モニター）

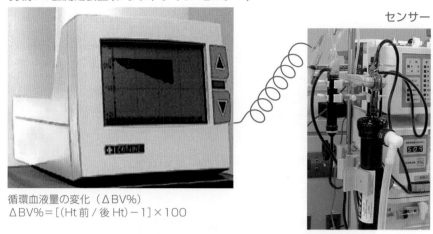

センサー

循環血液量の変化（ΔBV%）
ΔBV%＝[(Ht 前 / 後 Ht)－1]×100

図9　クリットライン®
クリットライン® モニターにてリアルタイムに循環血液量の変化を知ることができる.

　つまり，透析中に除水をすると，Ht が濃縮され，その濃縮度合いが循環血液量の変化を表すのです．研究のためにはとても有効でしたが，日常的に利用するには，簡便さがありませんでした.

■連続ヘマトクリット測定装置，クリットライン® （図 9）

　2003 年に，連続 Ht 測定装置であるクリットライン® モニターが開発されました．この機器を利用することにより，リアルタイムに循環血液量の変化を知ることができるようになりました．測定には，特殊なチャンバーが必要です．このチャンバーをダイアライザーの入口側に装着し，チャンバーの中央部分にクリップのような機械で挟みます．一方からある特殊な波長の電波を送ると，赤血球成分に一部が吸収されることから，Ht を測定するものです．その結果を，透析前の Ht との比率から循環血液量減少率を計算し，画面に表示します．写真の黒い部分が循環血液郎の減少程度を示しています.

　計算方法は，

ΔBV%＝[(Ht前/Ht後)－1]×100
　BV：循環血液量，Ht：ヘマトクリット

で求めることができます.

　この機器を用いた研究では，一律に除水すると，Ht は直線的に濃縮され，その結果，循環血液量も直線的に減少します．そのときの血圧を平均血圧でみると，循環血液量の減少に伴って血圧が低下することがわかります．しかし，この機器は，1 回の測定に 300 円の消耗品が必要で，汎用性に欠けます.

知っておきたい用語
・クリットライン® モニター

■循環血液量を知る新しい機器（blood volume monitoring system：BVMS）

　そこで，開発されたのが，BVMSです．これは，通常の透析回路に機器を挟むだけで，そこを通過する血液のHtを測定できるものです（図10）．原理はクリットライン®とほぼ同じものです．クリットライン®では特殊なチャンバーの装着が必要でしたが，このシステムではその必要はありません．また，透析監視装置のパネルに循環血液量の変化が図示されるので，とてもみやすくなっています．

　図11は，BVMSを搭載した日機装社製DCS27の実際の画面です．赤い領域が循環血液量を表します．透析による循環血液量が減少している様

知っておきたい用語

・BVMS：blood volume monitoring system

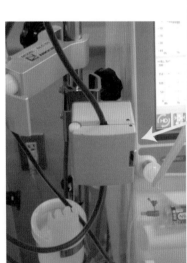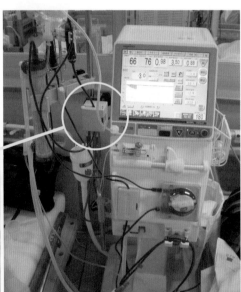

図10　循環血液量を知る新しい機器（blood volume monitoring system：BVMS）
日機装社製DCS27

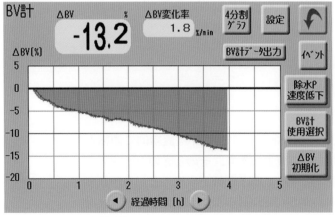

図11　DCS27の実際の画面

子がわかります．ちなみに，多くの症例で，循環血液量が−15% までは血圧が下がることはありません．しかし，−20% 以上になるとほとんどの症例でショック状態になります．

循環血液量を知る新しい考え方

もう一つの方法として，日常の臨床のなかで，循環血液量を知る方法を考案しました．Ht の利用法と同様に，総蛋白濃度も除水により濃縮されます．そこで，透析前後の総蛋白濃度を測定して循環血液量を知るための計算をしてみました．

短時間では，血管内総蛋白量が変化しないとすると，Ht のときには，循環血液量を考えましたが，ここでは循環血漿量を考えます．すると，

透析前循環血漿量×透析前総蛋白濃度＝循環血中総蛋白量

です．同様に，

透析後循環血漿量×透析後総蛋白濃度＝循環血中総蛋白量

です．透析前後で循環血中総蛋白量は変わりませんから，

透析前循環血漿量×透析前総蛋白濃度＝透析後循環血漿量×透析後総蛋白濃度

となります．

$CPV_B \times TP_B = CPV_A \times TP_A$
CPV：循環血漿量，TP：総蛋白濃度，B：透析前，A：透析後

これを変形すると，

透析前総蛋白濃度/透析後総蛋白濃度＝透析後循環血漿量/透析前循環血漿量
$TP_B / TP_A = CPV_A / CPV_B$

となります．つまり，透析前後の総蛋白濃度の変化は，循環血漿量の変化を表すわけです．

循環血漿量減少率

循環血漿量の減少率は，

[1−（透析前総蛋白濃度/透析後総蛋白濃度）]

として求められます．そこで，透析による除水量を体重当たりで表す体重変化率（%ΔBW）を横軸にとり，縦軸に循環血漿量減少率（%ΔCPV）をとると，図 12 のようになりました．

つまり，除水率と循環血漿量変化率は相関しますが，同じ除水率でも大きく異なることがわかります．体重の 5% の除水をしても，循環血漿量が

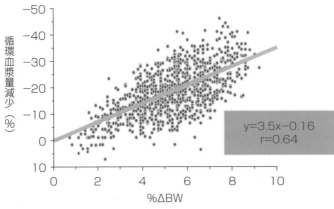

図12　透析前後での総蛋白濃度の変化
除水量と循環血漿量変化率は相関するが，同一除水量でも大きく異なる
〔循環血漿量変化率（%ΔCPV）＝［1－（透析前 TP/透析後 TP）］×100〕．

ほとんど変わらない人もいれば，循環血漿量が35%も減少してしまう人もいるわけです．除水をしても循環血漿量が変わらないということは，plasma refilling が保たれている，つまり，間質にまだ水が十分に余っていることを意味します．DW が甘く，まだ除水できるということです．

一方，除水をしたら循環血漿量が35%も減少するということは，plasma refilling がほとんどなくなっている．つまり，間質に水がない，DW が厳しすぎることを表しています．

そこで，PWI（plasma weight index）という考え方を導入しました．

> PWI(plasma weight index)＝%ΔCPV/%ΔBW

これは，体重の1%を除水したときに，循環血漿量が何%減少するかという指標です．結論からいうと，PWI が2〜4が DW 適正と考えられます（田部井薫他：透析会誌32：1071，1999）．

PWI の計算方法は，きわめて簡単です．
①透析前後に血清総蛋白（TP）を測定します（月に1回の透析前後採血時に行います）．
②体重変化率（%ΔBW）＝（透析前 BW－透析後 BW)/透析前 BW
③循環血漿量変化率（%ΔCPV）＝［1－（透析前 TP/透析後 TP）］×100
④ PWI＝(%ΔCPV)/(%ΔBW)

この計算は，エクセルなどの表計算ソフトを用いれば簡単に計算できます．

症例で考えてみましょう．体重60kg，透析前総蛋白濃度前6.0g/dL，除水体量3kg（%ΔBW＝3/60×100＝5.0%）の患者の場合，
症例1：透析後総蛋白濃度5.8g/dL → PWI＝－0.69 → DW が甘すぎる
症例2：透析後総蛋白濃度7.0g/dL → PWI＝2.9 → DW 適性
症例3：透析後総蛋白濃度8.5g/dL → PWI＝5.9 → DW 厳しすぎる

となります.

　DW 設定の手順は,

① PWI：2 以下

　1）血圧安定 → DW を下げる

　2）血圧低下 → 血圧低下は DW 設定以外の原因

② PWI：2〜4

　1）血圧安定 → DW 適性

　2）血圧低下 → 血圧低下は DW 設定以外の原因

③ PWI：4 以上

　DW を上げることを検討する（シャント再循環に注意）

になります.

▌PWI の使用上の注意点

注意点 1：本試案の PWI は,通常の透析で,透析時間が 3〜4 時間の場合であり,長時間透析や他の特殊透析法では異った基準が必要となります.

注意点 2：使用する透析液,透析方法によっては基準がずれることがあるので,各施設で再検討してください.

注意点 3：低ナトリウム（Na）血症,低蛋白血症,造影剤使用,透析膜不適合では,基準がずれることがあります.

注意点 4：シャント再循環があると高値になります.

注意点 5：体重増加が 1kg 以下の症例では利用できません.

なぜドライウェイトの適正化が重要なのか

　日本透析医学会から「血液透析患者における心血管合併症の評価と治療に関するガイドライン」というガイドラインが作成されました．筆者はこのガイドラインの，血圧に関するステートメントに関与しました．このガイドラインでは，DW の管理が，患者の血圧管理に重要であると述べています．

1. 透析患者における血圧は，透析室における血圧のみならず家庭血圧を含めて評価すべきである（1B）．
2. 心機能低下がない，安定した慢性維持透析患者における降圧目標値は，週初めの透析前血圧で 140/90mmHg 未満を目標とする（オピニオン）．
3. 目標血圧の達成にはドライウェイト（DW）の適正な設定が最も重要である（1B）．
4. DW の達成/維持後も降圧が不十分な場合に降圧薬を投与する（1B）．

　実は，このガイドラインでは，透析患者の血圧管理目標を具体的に記載しています．週初めの透析前血圧で 140/90mmHg となっていますが，その根拠となったデータが，日本透析医学会の統計調査委員会から発表された図 13 の成績です．しかし，これはあくまでも観察研究で，介入試験ではないので，このまま信じるわけにはいきません．また，実際には140/90mmHg よりも少し高いところで予後が最もよいことになります．この点に関しては今後の研究によって目標値が変わる可能性があります．

　同じガイドラインに，血圧の測定に関する注意点も記載されています．

　透析患者の血圧の評価は，「坐位か臥位は問わないが，一定の状態で測定する．透析開始時の血圧測定は，透析開始の少なくとも 5 分以上前に，少なくとも 5 分以上の安静の状態で，30 分以内のカフェイン含有物の摂取，ならびに喫煙の禁止のもとで行われる」

　透析患者では水分管理を完璧に行えば血圧は管理できることになります．Scribner 先生の説によると，「大部分の透析患者では体液量を正常下限域まで低下させれば降圧薬は不要となる」と述べています．降圧薬に頼り，体液量管理が甘くなっている現状を批判しています．大部分の透析医はこのことを理解していますが，患者のコンプライアンスの問題があり，実現困難なことが多いようです．

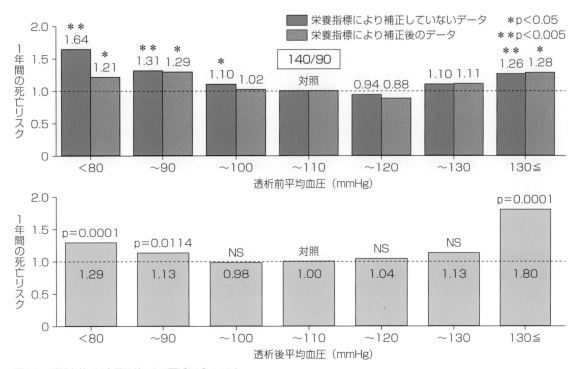

図13 透析患者では血圧はどこまで下げればいいのか
〔日本透析医学会統計調査委員会：わが国の慢性透析療法の現況（2005年12月31日現在）．日本透析医学会雑誌 40：1-30, 2007〕

　ところが，DWを下げても血圧がすぐには下がらないことがあります．体液量の是正のみで目標血圧値となるには，通常，4〜12週間が必要で，症例によっては，6〜12ヵ月を要します．つまり，DW達成と降圧効果の出現との間には時間差があるのです．この現象を，ラグタイム現象といいます．

　ラグタイム現象の原因として，ADMA（asymmetric dimethylarginine）という物質の関与が考えられています．慢性的に体液過剰状態が持続すると，酸化的ストレス，動脈硬化，炎症の原因となり，そのことがADMA産生を刺激します．ADMAは，血管内皮細胞で産生される血管拡張物質であるNO（nitric oxide）の産生を抑制します．その結果，血管が収縮し，血圧が上がります．

　ここでDWを下げて，体液過剰状態を是正するわけですが，細胞外液量の減少が起こっても，すぐにはADMAが低下しないのです．そのために，しばらくは血圧の高い状態が持続すると考えられています．その期間が，通常，4〜12週間が必要で，症例によっては，6〜12ヵ月となるのです．

ドライウェイトの定義

　では，DWの定義は何でしょうか．「血液透析患者における心血管合併

症の評価と治療に関するガイドライン」では，DW を以下のように定義しています．

> 「体液量が適正であり，透析中に過度の血圧低下を生ずることなく，かつ長期的にも心血管系への負担が少ない体重」

では，体液量が適正とは何でしょうか．Zucchelli, Agarwal 先生たちは，透析患者における高血圧の原因として多くの因子が考えられるが，特に，飲食による体液量蓄積がその中心をなし，「体液量の適正な管理により 60％以上の患者で血圧を正常化できる」と報告しています．つまり，体液量が適正ということは，血圧が管理されているということになります．

透析中の血圧低下の功罪

では，「透析中に過度の血圧低下を生ずることなく」というのはどのような状態でしょうか．ガイドラインでは，「十分な安静後に測定した，透析前血圧を基準として，透析中の血圧低下が 30mmHg 以下であること」と定義しています．この状態を透析低血圧とよびます．

透析中に過度の血圧低下があると，予後に重要な影響を与えることがわかっています．同時に，透析後の全身倦怠感が強くなり，生活の質にも悪影響を与えます．さらに，シャント不全の原因にもなります．

透析患者の低血圧には，透析中の除水による低血圧と，長期透析患者にみられる常時低血圧があります．透析中の低血圧は，除水による循環血液量の減少が原因です．この著明な血圧低下は，血管内皮細胞障害を助長する可能性が強く，動脈硬化，心筋細胞障害を助長すると考えられます．透析による血圧低下の予防としては，食事療法による体重増加の抑制が第一ですが，同時に適正な DW の設定も重要です．

透析低血圧

透析中の血圧低下に関しても，「血液透析患者における心血管合併症の評価と治療に関するガイドライン」では，以下のようなステートメントを発表しています．

1. 透析関連低血圧は起立性低血圧（orthostatic hypotension），常時低血圧（chronic sustained hypotension），透析低血圧（intra-dialytic hypotension：IDH, crash）に分けられる（オピニオン）．
2. 透析時の急な血圧低下（収縮期血圧 30mmHg 以上）や透析終了後の起立性低血圧は予後不良である（エビデンス B）．
3. 低栄養（低アルブミン血症）は plasma refilling rate の低下から

血圧維持を困難とする大きい要因となる（オピニオン）.
4. 特に最近生じた急激な透析中の血圧低下では，心エコーによる心機能の評価が重要である．循環器内科へのコンサルトを行うべきである（オピニオン）.
5. 透析中の血圧低下を避けるためには時間あたりの除水量を軽減することが必要であり（15mL/kg/時），透析時間の延長も考慮されるべきである.

「維持血液透析ガイドライン：血液透析処方」〔日本透析医学会：維持血液透析ガイドライン．血液透析処方透析会誌 46（7）：587-632, 2013〕では，第 3 章に，DW の設定という項目があります．この項目は，筆者が担当したものですが，そのなかで以下のようステートテントを提案しました.

1. 透析患者の体液管理は重要で，最大透析間隔日の体重増加を 6%未満にすることが望ましい（2B）.
2. 体重増加の管理には，適正な塩分制限と水制限を指導することを推奨する（1B）.
3. ライウエイトの適正な設定は，透析患者の QOL と予後を左右する.
4. 平均除水速度は，15mL/kg/ 時以下を目指すことが望ましい（2B）.

■透析患者の体液管理は重要で，最大透析間隔日の体重増加を 6%未満にすることが望ましい（2B）.

　日常臨床において，週初めの透析開始時には，患者の体重増加が多いことには悩まされるところです．そこで，ガイドラインに適正な体重増加量を記載しました．その根拠となった成績は，日本透析医学会の統計調査委員会の報告によるものです.

　図 14 は透析間体重増加量と予後の関係をみたものですが，透析間体重

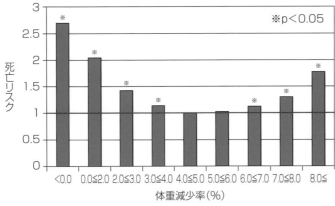

図 14　体重減少率（%）と生命予後
（日本透析医学会統計調査委員会：図説 わが国の慢性透析療法の現況. p76, 2009 年 12 月 31 日）

増加が体重の2%以下と6%以上で予後が不良であることを明らかにしています．しかし，これも注意しなければならないのは，体重増加量が少ない症例には，がんの末期の人や栄養障害の人たちが含まれているためです．無尿の患者で，厳格な食事療法を行うことで体重増加が2%以下に管理した場合には予後が不良かどうかはわかっていません．しかし，体重増加量が多いほど予後が不良であることは明らかです．

体重増加と予後の関係については，米国の透析調査でも同様で，USRDSというデーターベースの解析からも，透析間体重増加が4.8%以上の患者では予後不良であると報告しています〔Foley RN et al：Blood pressure and long-term mortality in United States hemodialysis patients：USRDS Waves 3 and 4 Study. Kidney Int 62（5）：1784-1790, 2002〕．

■体重増加の管理には，適正な塩分制限と水制限を指導することを推奨する（1B）．

1. 体重増加について

ではここで．体重増加について考えてみましょう．血清Na濃度は，正常値は136〜150mEq/Lですが，ほとんどの症例で140mEq/L前後です．血清Na濃度が140 mEq/Lということは，食塩水に換算すると8.2g/Lに相当します．すなわち，無尿の患者では8.2gの食塩が体内に蓄積すると1Lの水分（体液量≒体重）が貯留することになるのです．

2. 体重増加と食塩摂取量の関係

血清Na140mEq/L＝8.2g/L食塩水

透析後と次の透析前の血清Na濃度が変化しない場合では，

食塩摂取量＝透析間体重増加量(kg)×8.2/透析間隔

となります．つまり，月，水，金透析の患者が，月曜日に4kg増えてくるということは，

4×8.2/3＝11g/日

と計算できます．細かいことをいうと，汗と便にそれぞれ0.5g/日程度の食塩が出ます．一方，食事には，食塩以外にもNaを含む食品がありますので，おおむねこれで計算できます．

よく患者さんが，水なんか飲んでいないのに，なんで体重が増えるのだろうという人がいます．ご飯を炊くときを考えてください．お米にも大量の水分が含まれていますし，野菜などにも水分が含まれています．そのため，通常の食事では，みそ汁を除いても，1日1,000mL以上の水分が含

まれているのです.

　食塩をとらないで体重増加があれば，重症の低Na血症になってしまいます．透析前の血清Na濃度が135mEq/L以下の患者さんでは，お茶などの水分が過剰の可能性もあります．よく透析スタッフが，体重増加の多い患者さんに，「水を飲むのを控えてください」と指導していますが，「食塩制限のない飲水制限は拷問」です．体重増加の多い患者さんには，食塩制限を勧めることが重要です.

■食塩摂取制限の問題点

　日本透析医学会のガイドライン作成のときに問題となったのが，食塩制限の限度を記載するかどうかでした．日本高血圧学会や日本循環器学会のガイドラインでは，高血圧の患者では食塩制限を6g/日以下と記載しています．しかし，無尿の透析患者では，体格が小さい患者も多く，当然6gの食塩摂取でも体重が30kgの患者では，透析間体重増加が5％を超えてしまうのです.

　不感蒸泄，便中食塩喪失を加味して，体重増加量を最大限1.5％/kg/日とするためには，食塩摂取量は0.15g/kg/日と算出できます．つまり，体重増加量を体重の1.5％/kg/日以内にするためには，30kgの患者では4.5g/日，50kgの患者では7.5g/日以下の食塩制限が必要なはずです．それでは，100kgの人では，15g/日の食塩を食べてよいのかということになってしまいます.

■水制限の必要なとき

　水制限を勧めるのは，低Na血症のある患者です．科学的根拠はまだ不十分ですが，食塩摂取なしに飲水を行った場合，細胞外液に自由水として分布するため，容易に低Na血症となります．自由水とは，食塩を伴わない水のことです．前述したように，一般的には食塩をとって，血液内の食塩濃度が濃くなると，それを希釈するために水が飲みたくなるのです．これは，自由水ではありません．自由水とは，つまり，本人は喉が渇いたから水を飲みたいというわけではないのに，水を飲まざるを得ない状態で飲む水のことです.

　自由水過剰＝（140－血清Na）/140×体重×0.2

と考えられます.

　おかゆを摂取すると，1食で200mL以上の自由水過剰となり，容易に低Na血症となることが理解できます．あるいは，50kgの患者さんが，お付き合いで，200mLのお茶を飲んだとします．すると，血清Na濃度は，140mEq/Lから137.25mEq/Lに希釈されます.

透析時血圧低下の原因

　では，透析中に血圧が下がるのは，除水による循環血液量の減少だけが原因なのでしょうか．実は，ほかにもいくつかの血圧低下の原因があります．

循環血液量の減少

　除水による循環血液量の減少が，透析低血圧の原因であることが一番多いわけですが，では，どの程度の循環血液量の減少で血圧が下がるのでしょうか．経験的には，循環血液量の減少率が−15％程度までは，多くの患者では血圧の低下は軽度です．

透析時血圧低下の原因
①循環血液量の減少
②自律神経機能異常
③酢酸不耐性
④透析膜生体不適合
⑤心機能障害

　しかし，心機能が低下している患者では，この程度でも血圧が下がります．心機能が正常でも−20％を超えると血圧が低下します．そこで，当院では，循環血液量の上限を−15％として，それ以上の除水は行わないことにしています．こうすることにより，透析中の血圧低下はほとんどみられなくなりました．

　では，残った水分をどうするか．方法は 2 つあります．時間を延長する方法と次回の透析で除水する方法です．多くの場合，最大透析間隔の月曜日あるいは火曜日に最も体重増加が多いのですが，他の日は中 1 日ですからさほどではありません．そこで，DW の設定は週末に到達すればよい体重と考えるのです．つまり，週初めの透析で，増加分をすべて除水しなくてもよいと考えるのです．

　DW の設定とは，最大限の体重増加時にも心不全を起こさない程度の体重でよいわけですから，最大透析間隔の直前に DW であれば問題ないわけです．しかし，これは，あくまでの食事の量がある程度一定していて，週半ばの透析間体重増加が少なくなることが前提です．

自律神経機能異常

　透析患者，特に糖尿病性腎症の患者では，自律神経機能異常を合併している患者が多くいます．通常，除水をすると循環血液量が少なくなりますが，このとき，体内ではできるだけ血圧の低下を少なくしようとして交感

神経系が活性化させます．そのために，透析で除水をすると，まず，脈拍数が増加し，心拍出量を増加させ，さらに末梢血管を収縮させて血圧を保とうとします．それでも対応ができなくなると血圧が下がってしまいます．

しかし，自律神経機能異常の患者では，この防御機構が破綻しているために，透析を始めてわずかに除水しただけでも血圧が低下してしまう症例があります．

このような症例では，下記のような交感神経刺激薬を投与することが重要です．

●メチル硫酸アメジニウム（リズミック®）

末梢神経末端からのノルアドレナリン放出刺激作用．投与後3時間で最高血中濃度に達します．透析時低血圧では，透析開始前に服用すると有効です．透析終了後の起立生低血圧にも効果を発揮させるためには，透析開始後2時間でさらに追加で内服してもらうとよいでしょう．

●ドロキシドパ（ドプス®）

ノルアドレナリン前駆体で，投与後6時間で最高血中濃度に達し，36時間で血中から消失します．透析開始前1時間での服用が有効です．特に透析終了後自宅での全身倦怠感が強い症例で有効です．

●塩酸ミドドリン（メトリジン®）

末梢のα受容体を刺激します．持続性低血圧患者では，立ちくらみ，めまい，全身倦怠感，頭痛などの症状を改善します．

酢酸不耐症

現在，我々が使用している透析液は，重炭酸透析液ですが，それでも酢酸を7〜10mEq/L程度含んでいます．酢酸は，血中濃度が上がると血圧低下，頭痛，嘔気，全身倦怠感，足の筋けいれん，気分不快，透析後疲労感などの症状を呈します．

透析開始後30分程度で血圧が下がるような患者では，透析液の変更を検討することも重要です．現在は，カーボスター®という無酢酸透析液があります．

透析膜生体不適合

本来の透析膜生体不適合は，透析開始後15分程度で起こる血圧低下，呼吸困難感などを訴えるもので，透析膜と血液が接触することにより誘発され，白血球活性化およびサイトカインなどの遊離，白血球による微小肺血管閉塞などが原因です．しかし，近年の合成高分子膜ではこのタイプの生体不適合はあまりみられません．しかし，合成高分子膜を作成する段階

で使用するPVP（ポリビニルピロリドン），ビスフェノールA，DEHP（フタル酸ジ2-エチルヘキル），ポリウレタンフォームなどの残留物質が微量ですが残ることがあります．すると，透析開始後15分程度で血圧が下がります．白血球減少がみられない場合には残留物質を疑って，プライミングで使用する生理的食塩水の量を1L〜2L程度まで増やしてみるとよいでしょう．それでも改善がない場合には，他のダイアライザーに変更してみることが重要です．

　PEPA膜（ポリエステル系ポリマーアロイ膜）が，現在市販されている透析膜では，PVPを含まず，他の残留物質が少ないと考えられています．

心機能障害

　循環血液量の減少による急激な血圧低下は，循環血液量が−20％以上減少しなければ起こりませんが，心機能が低下している患者では，循環血液量の減少が少なくても血圧が低下してしまうことがあります．

　このような場合には，除水速度を低下させるのみでは，除水が完了しないことも多くあります．昇圧薬を使用するか，持続的な透析に変更する必要があります．いつもと同じような除水速度で透析を行っているのに，急に血圧低下が起こりやすくなった場合には，心機能障害を考えて早めの精査，対応が必要です．

透析低血圧への対応

　では，透析中の血圧が 30mmHg 以上低下するような患者をみたら，どのように対応するかをお話しします．

循環血液量の評価（図 15）

■循環血液量の評価法

　循環血液量の評価法には，大きく分けて静的指標と動的指標があります．静的指標とは，定期的な検査で行うもので，月に 1 回程度の評価を行うことを目的としたものです．胸部 X 線検査による心胸郭比，透析後心房性 Na 利尿ホルモン濃度，超音波検査による下大静脈径の観察，生体計測器である Body Impedance，透析前後の総蛋白濃度変化から計算する PWI（plasma weight index，94 頁参照）などがあります．

　動的指標とは，各透析ごとに評価するもので，リアルタイムに行うものです．代表的なものとして血圧，BVMS（Blood volume monitoring system），クリットライン® などがあります．

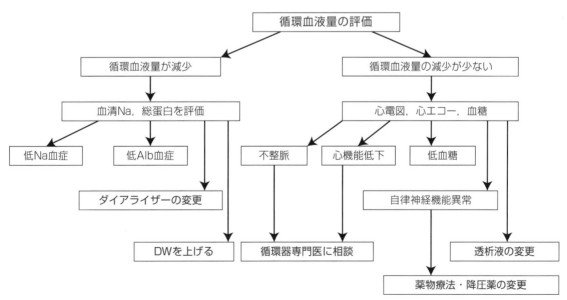

図 15　透析低血圧への対応

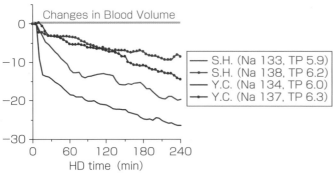

図16 低ナトリウム（Na）血症では plasma refilling 抑制される
低 Na 血症の改善により通常の減少曲線になった.

循環血液量が減少している場合

循環血液量が減少して血圧低下を伴う場合は，DW がきつすぎるためで，DW を上げることを考えます. DW 不適切の場合には，血圧の低下は，透析の後半，特に透析開始後 3 時間目以降に起こります.

透析開始後 15〜30 分以内に血圧が下がる症例では，必ずチェックしていただきたいのが，血清 Na 濃度と総蛋白濃度です.

低 Na 血症では plasma refilling が抑制されます（**図16**）. 図の実線は，低 Na 血症があるときの循環血液量の変化で，除水開始後急激に循環血液量が低下しています. このとき血圧も低下します. これは，除水をしたのに plasma refilling が抑制されて，血管外からの水の移動がないために，循環血液量が減少してしまうのです. その後，透析液から Na が血液に入り，通常の速度で除水しても循環血液量は直線的に減少します.

同一症例で，血清 Na 値が正常化した後の循環血液量の変化が破線ですが，同じ除水をしたのに，最初の循環血液量の低下はありません. 興味深いのは，その後の減少の傾向は同等です. 低蛋白血症でも plasma refilling が抑制され，%BV は早期には急激に低下します. 現象としては，低 Na 血症と同様で，除水しても plasma refilling が起こりにくいため，循環血液量が急激に減少して血圧が下がります. その後，血液がある程度濃縮されると，plasma refilling が起こると考えられます.

低 Na 血症もなく，低蛋白血症もない場合には，ダイアライザーの生体不適合を検討してください. **図17** に示した症例は，一般的には生体適合性がよいといわれている PMMA 膜を使用したときのみ，透析開始初期に循環血液量が急激に減少し，血圧が低下してしまいました. その後，各種透析膜を使用し，EVAL 膜や PAN 膜では何も起こりませんでした. この現象は，個人によってかなり異なりますので，その都度検討しなければなりません.

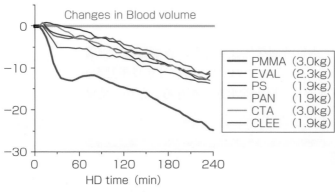

図 17　ダイアライザー不適合症例
PMMA 膜使用時のみ，初期に循環血液量が急激に減少．

■ 循環血液量が減少しないのに血圧が下がる場合

このような場合には，心臓の検査をまず行ってください．

① 心エコーにて心機能の評価をします．狭心症や心筋梗塞などの虚血性心疾患が起こっている可能性があります．

② 心電図にて不整脈の評価をして下さい．発作性心房細動が起こると，透析中に血圧が下がります．

③ 自律神経機能の評価を行います．血圧が下がっているのに脈拍が増えない場合に注意しましょう．糖尿病の患者に多く，循環血液量の減少がほとんどないのに血圧が低下します．自律神経機能の評価は，確たるものはありませんが，一般的には心電図で RR 分布をみることをお勧めします．透析終了後に起立性低血圧があるか否かの評価も参考になります．このような症例では，前述したような経口的昇圧薬を投与すると改善します．特にメチル硫酸アメジニウム（リズミック®）を投与すると，同じ症例で同じ程度の除水をし，循環血液量の変化は変わらないのに，血圧が維持されました．

■ その他の血圧低下の原因

糖尿病患者では，時に低血糖による血圧低下を起こすことがあります．特に透析開始後 2 時間後に血圧が下がる場合には，一度血糖をチェックしてみてください．低血糖で血圧が下がる症例では，ブドウ糖の投与で血圧が戻ることがあります．時には，持続的に投与する必要もあります．この場合，50％ブドウ糖 20mL を 1〜2 時間で投与すると有効です．

患者へのアプローチ

体重増加の多い患者は，何が何でも除水をしてくれという場合があります．このような患者に対しては，日本透析医学会では，「平均除水速度は，

15mL/kg/時以下にすべきである」といっているので，これ以上の除水は行えませんと説得してください．

　体重増加が多すぎる場合は，「透析時間を延長するか，食事療法（食塩制限）を守って，体重増加を少なくしてもらう以外に方法はありません」ときっぱりといい切ることが重要です．最大除水速度を守ることが，結果的にはよい透析につながるのです．

血圧低下を予防する対策

　透析患者で，血圧が下がる場合には，以下のような方法を検討してください．

1. ドライウェイトの見直し
2. 患者指導：食塩制限
3. 透析方法の工夫：低効率の透析，小面積ダイアライザー，高 Na 透析，低温透析，ECUM の併用（ただし，高 Na 透析に関しては，K/DOQI ガイドラインでは推奨していません）
4. 除水方法の工夫：時間除水量の低減，1 週間を通しての除水計画，時間延長，回数追加
5. 血圧の保持のために：アルブミン製剤，計画的補液
6. 昇圧剤の投与：リズミック®，ドプス®，メトリジン®，ドパミン® など
7. 降圧薬投与例における投与法の考慮：減量・透析日朝の休薬など
8. 他の方法（on-line CHDF，CHF，CAPD）への切り替え

Column：血管透過性は変化するか？

　血管透過性に関する研究はほとんどありません．動物実験では，一部の血管での血管透過性についての研究がありますが，ヒトでの成績はありません．以下の記載は，筆者が研究してきたもので，少し難しい話ですが，お話しします（tabei et al：Nephron 74：266，1996）.

　循環血液量の変化から，plasma refilling の程度を知ることができるのです．このことから，血管透過性を計算してみました．

　毛細血管における水の動きは，

$$Jv = Lp [(Pi - Pc) - (\pi i - \pi c)]$$
Lp：血管水透過性，Pi：間質内静水圧，Pc：毛細血管内静水圧
π i：間質内膠質浸透圧，π c：毛細血管内膠質浸透圧

と表すことができることは，本 Chapter の前半で記載しました．

　ここで，Lp（血管水透過性）についてこの式を変形すると

$$Lp = Jv / [(Pi - Pc) - (\pi i - \pi c)]$$

となります．

　ここで，膠質浸透圧は総蛋白濃度から求めることができます．

$$膠質浸透圧 = 2.1TP + 0.16TP^2 + 0.012TP^3$$

　Jv とは，水の動いた量ですから，透析では，除水量と循環血漿量の変化から求められます．さらに，静水圧は，透析中は血管内と血管外が同程度に変化するため，無視できます．すると，透析で除水をしたときに変化する総蛋白濃度の変化が水を動かす力となります．

　そこで，我々は透析患者の血管透過性を plasma refilling index（Kr）とよびました．

Plasma refilling index$(Kr) = (UF - \Delta CPV)/(\pi t - \pi b)$
UF：ultrafiltration rate（ml/min），
πb and πt：膠質浸透圧，ΔCPV：循環血漿量変化量

　このような方法で計算すると，透析中の血管透過性の変化がわかりました．血管透過性は透析開始初期には高く，後半では低いことが明らかになりました．

　この血管透過性を考えると，透析前半に多くの除水をすることは理にかなっています．

　そこで，除水を前半に多くする場合と通常の一律除水をしたときの循環血液量の変化を検討してみました．このときには，240 分の透析時間を 5 分割し，除水量を 5：4：3：2：1 としたコントロール除水（最初の 48 分間で全除水の 1/3 を除水）することになります．

　すると，同じドライウェイト（DW）設定で，ほぼ同じ除水量でも，循環血液量の変化パターンが変わるのはもちろんですが，終了時の循環血液量減少率が大きく異なります．血圧の変化も，循環血液量変化率と同様で，一律除水では，透析の後半に血圧が下がりますが，コントロール除水では，透析開始後 1 ～ 2 時間で血圧が低下しますが，その後の血圧は安定します．

　コントロール除水のパターンは無限にあります．どのようなパターンがよいかは今後の検討によりますが，透析前半で少し多めに除水をするという考えは，血管透過性の変化からも理にかなった方法です．

DW の設定には，さまざまな指標を用い，総合的な判断が必要です．それぞれの指標の長所・欠点を熟知し，患者の状態をみながら，少しずつ変動させることが重要です．

ドライウェイトの設定に用いる指標

■透析中の血圧変動

透析開始前血圧と比べ収縮期血圧が 30mmHg 以内の変動は，許容範囲です．それ以上の血圧低下がある場合は，DW 設定を再考します．ただし，他の血圧低下の理由も検討することを忘れては行けません．

■心胸郭比（CTR）

時系列でみることが重要です．撮影時の吸気の状態，測定誤差も意識してください．おおむね 4％までの変動は許容範囲と考えてよいでしょう．

■透析後心房性ナトリウム利尿ペプチド（human atrial natriuretic peptide：hANP）

保険では，月に 1 回しか測定が認められていません．心臓合併症のない場合には，透析後 50pg/mL 前後（管理目標 25～75pg/mL）が理想で，100pg/mL では DW を下げることを考えます．逆に 25pg/mL 以下では，DW を上げることを考えます．

虚血性心疾患，不整脈，弁膜症などがあると，高値になります．患者の経過をみながら適正値を決定する必要があります．

脳性 Na 利尿ペプチド（brain natriuretic peptide：BNP）も hANP と同様に DW の設定に利用されます．しかし，hANP ほど反応が早くないため，もっぱら心疾患の重症度の判定に利用されます．基準値は 20pg/mL ですが，重症心不全になると 200pg/mL 以上になり，時には 1,000pg/mL にまで上昇することもあります．

hANP と BNP を同時に測定することができれば，体液過剰による hANP の上昇か，心臓合併症による hANP の上昇かを判断することが可能になります．しかし，保険適応上は，両者を同時に測定することはできませ

ん.

■下大静脈径（IVC 径）

　透析終了時に血圧が低下したときに，下大静脈径を測定し呼気時径が7mm 以下ならば，DW を上げる必要があります.

　呼吸苦を訴えて来た患者で，下大静脈径を測定し，呼気時径が 20mm以上の場合，あるいは吸気でも径の変動がない場合には，緊急の除水が必要です. 呼気時径が 16mm 以下になり，呼吸性の変動がでれば，除水を止めても大丈夫です.

■総蛋白濃縮比（PWI）

　詳細は，上述しました.

■BV 計，クリットライン®

　詳細は，上述しました.

ドライウェイトの新しい考え方

　結論として，筆者が考える新しい DW の考え方をまとめてみました.
　①最大体重増加でも心不全を起こさない程度の体重（wet weight）（図18）に設定する.
　②除水により循環血液量が−15％以上減少しない程度の体重（体重の1％の除水で 2〜3.5％程度の循環血液量減少がよいと思われます）.
　③最大除水速度を決定し，除水量を時間で調節する（試案では体重×15mL/時）. 週末の体重を DW にすればよい.
　④血圧の低下は DW 設定以外にもあることを考慮する.

　つまり，体重増加が少なければ，「真の DW」まで除水しなくてもよいことになります. ですから，食塩制限を徹底して透析間体重増加を少なくできれば，とても楽な透析ができます. これは，患者さんにとっても楽な

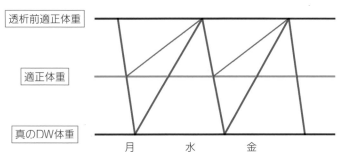

体重増加が少なければ，「真のDW」まで除水しなくてもよい

図 18　ドライウェイトと適正体重

透析ですし，スタッフにとっても楽な透析です．

ドライウェイト設定のポイント

DW を考えるときに，重要なポイントがあります．

■1kg の体重減少は，7,000kcal の不足

体重当たりの臓器の重量は，骨重量が 4％，筋肉重量は，男性 31.0〜34.9％，女性 26.0〜27.9％です．脂肪重量は 18〜22％，臓器重量 9〜10％，細胞外液量 20％，循環血液量 7.7％です．

骨重量，臓器重量は，基本的には変化することはありません．通常の透析で除水をするということは，細胞外液の水分を除去しているのです．

一方，エネルギー不足では体脂肪重量が変化しますが，最も大きな問題は，筋肉重量です．運動をしないことによる筋肉量の減少も体重減少となります．

エステの宣伝で，「1 週間で 3kg やせる」といったものがありますが，だまされてはいけません．カロリー不足で体重が落ちるためには，7,000kcal のエネルギーが不足して 1kg しか体重は減少しません．では，エステの宣伝は嘘かというと，そうでもありません．体重が減少するということは，体脂肪の減少，筋肉の減少，そして体内水分の減少があります．体内水分量は体重の 60％あります．多くの女性では，少し浮腫状態ですので，体重の 2〜3％の水分過剰状態ですので，この余分な水分が減少すると簡単に 50kg の人で 1.5kg の体重減少になります．さらに，若干の脱水状態をつくればさらに 1.5kg 体重が減少します．すると，体重が 3kg 低下するのです．しかし，これはやせたのではありません．あくまでも水分量が減少しただけです．

利尿薬を 1 錠飲めば，腎機能が正常な人では 1 時間で 2kg くらいの体重は簡単に落ちます．しかし，その後，食事をして水分をとればすぐに元の体重に戻ってしまいます．

絶食して摂取カロリーがない状態で，水分のバランスがとれている場合には，1 日の消費カロリーを 1,500kcal として 1 週間で 1.5kg の体脂肪が燃えて，体重が落ちます．つまり，絶食状態では 1 日 0.2kg 程度体脂肪の消費による体重減少が起こります．

もう一つ，重要なことがあります．それは，筋肉量です．つまり，DW が変化するということは，体脂肪量と筋肉量が変化することを意味します．ちなみに，スポーツ選手は 1 日トレーニングを怠るだけで筋肉量が 10％も減少するといわれています．今まで歩いていた患者さんが，急に歩かなくなると筋肉量が減少します．

70 歳台の男性では平均 25％の筋肉量ですから，体重が 60kg の人では

15kgあります．この患者さんが，歩かなくなって筋肉量が10％減少すると1.5kgも筋肉量が減少します．結果的にDWが下がってしまうのです．その逆も然りです．脳梗塞で動けなかった患者さんがリハビリテーションを行って歩けるようになると，筋肉量は簡単に10〜20％増加します．すると，1.5〜3kg程度DWが上がってしまいます．

　筆者の経験では，リハビリがうまくいった症例では，毎週0.5kgもDWを上げなければならなかった人がいました．DWを変更する場合には，エネルギー摂取状況，運動の状況，筋肉量，体脂肪の変化を評価して，患者に説明する必要があります．

　体重を減らすと動けなくなるから，むくんでいても体重を減らしたくないといい張る患者さんがいますが，体脂肪量や筋肉量についてしっかりと説明する必要があります．

■DWを変更する際は，維持透析患者では1週間毎に0.3〜0.5kg程度の速度で徐々に行う

　心不全で来院した場合を除き，DWの変更は，徐々に行うことが重要です．透析中の血圧の変動を考慮して，患者の状態を観察しながら，徐々に行います．筆者の場合は，DWの変更，特にDWを下げるときには，週の半ばで行うことをお勧めしています．週初めは体重増加が多いため，DWを下げたときに血圧が下がりやすいからです．それも，1回で0.3kg下げるのではなく，毎回0.1kgずつ下げるなどの方法も検討します．

　DWを下げたとたんに血圧が下がりすぎるようなことがあると，患者がDW変更に対して不信感を抱いてしまいます．

■週後半でDWに達するように緩徐に行う

　DWの設定は，「最大体重増加でも心不全を起こさない程度の体重（wet weight）」という考え方を採用すると，最大透析間隔の直前にDWになっていることが重要であることが理解してもらえると思います．週初めの体重増加が多いときに，無理してすべての増加分を除水する必要はないでしょう．

　週初めは3日分の体重増加ですが，週半ばや週末は2日分の体重増加ですから，当然体重増加量は少ないと思います．週末の透析後にDWを達成すれば，心不全になることはないはずです．

■患者ごとに最大除水速度を見極める．心機能低下がなければ，体重×15mL/時

　この点も患者に徹底する必要があります．「日本透析医学会のガイドラインで，体重×15mL/時以上の除水をしてはいけないと記載されているので，これ以上の除水をかけることはできません」と説明するしかないの

です．それを超える除水が必要な場合には，透析時間の延長しかありません．この点は，決して譲れないことです．

透析時間の延長がいやならば，食塩制限をして，体重増加量を減らすしかないのです．

＊

楽な透析をするためには，食塩制限が重要です．食塩摂取の目安は最大0.15g/kg/日です．8.2g の食塩の蓄積が 1kg の水分の蓄積になるのです．

DW を変更する必要があるのは，エネルギー摂取状況，運動の状況，筋肉量，体脂肪の変化がある場合です．患者さんに，なぜ DW が変動したかを説明する必要があります．

最近南魚沼市民病院では，2ヵ月毎に，体成分分析装置（InBody）を用いて，筋肉量，細胞外液量を評価して，DW 設定の一つの指標にしています．

DW，CTR，PWI，筋肉量，体脂肪率を一覧表にして，患者に提示して，DW を変更する理由を説明しています．「最近，筋肉量が減ったから DW を下げましょう」というと，多くの患者さんは簡単に納得してくれます．

Chapter3 ○×チェックテスト

　Chapter3 の「ドライウェイトについて」の内容は理解していただけたでしょうか．Chapter3 のまとめとして○×チェックテストをつくりましたので，チャレンジしてみてください．次頁に回答と解説を掲載しましたので，自分の回答と回答の根拠を確認してみることをお勧めします．

	問　題	回答欄
1	透析ごとに，体重増加分をすべて引ききらなければならない	
2	心胸郭比は，常に 50％以下でなければならない	
3	貧血が強くなると心胸郭比は拡大する	
4	心筋の肥厚だけで心胸郭比は 5％以上も大きくなることがある	
5	肘動静脈内シャントでは，心胸郭比が拡大することがある	
6	体内水分量は，体重の 45％である	
7	低アルブミン血症では，除水による循環血液量減少は少ない	
8	下大静脈の観察により循環血液量を知ることができる	
9	透析後の血算では，ヘモグロビンは低下している	
10	PWI は，透析前後の総蛋白濃度変化と体重変化から計算できる	
11	血圧の管理にドライウェイト設定は関係ない	
12	透析前血圧は，坐位で測ることが望ましい	
13	ドライウェイトを下げると，すぐに透析前血圧は低下する	
14	透析低血圧とは，収縮期血圧が透析前から 50mmHg 以上下がった場合をいう	
15	透析による除水速度は，15mL/kg/時以下が望ましい	
16	最大透析間隔日の体重増加は，3％未満にすべきである	
17	体重増加を少なくするためには，カリウムの管理が重要である	
18	低ナトリウム血症のある患者では，食塩を増やすように指導する	
19	透析患者の食塩制限は，一律 6g/日にすべきである	
20	透析による除水では，循環血液量は減少する	
21	心機能低下があると，除水時の血圧低下が容易に起こる	
22	自律神経機能異常があると透析中に血圧が上昇する	
23	リズミック® は，透析開始後に投与するとよい	
24	酢酸を含む透析液では，血圧が低下する症例がある	
25	透析中には，血糖は上昇する	
26	血管透過性は，透析中に低下する	
27	透析中に血圧が下がりやすい場合には，高ナトリウム透析が勧められる	
28	心房性ナトリウム利尿ペプチド（hANP）は，心機能障害があっても同一基準でドライウェイト設定に利用できる	
29	筋肉の萎縮によりドライウェイトは低下する	
30	カロリー不足によるドライウェイト低下は，1 週間で 1kg 以上にもなる	

Chapter3　○×チェックテストの回答と解説

	回答	解　説
1	×	透析患者のなかには，体重増加が多いために，透析前に浮腫を呈する場合が多々あります．このような場合には，循環血液量の変化をみながら除水を行わなければなりません．
2	×	ドライウェイト設定の指標として，心胸郭比：50％以下（女性では55％以下）がありますが，心胸郭比を解釈する場合には，時系列でみることが重要です．心胸郭比そのものは，体内の水分の状態以外にも影響を与える因子があることを知っておいてください．
3	○	貧血が強いと，心臓が拡大します．これは，腎機能の正常な人でも，鉄欠乏性貧血がひどい場合などにはCTR 60％以上にまで達することがあります．
4	○	心臓の壁の厚さは，正常では10mm以下ですが，高血圧性の心肥大では心室中隔，左室後壁とも20mm近くまで肥厚します．
5	○	肘動脈のシャントでは血流が1,000〜2,000mL/分まで増加しますので，心拍出量は50％以上増加します．そのために，シャントの発達に伴い心胸郭比が大きくなります．
6	×	体重の60％は水分です．
7	×	アルブミンが低いとplasma refillingが少なくなり，血管外から血管内への水分移動がないため，除水により容易に循環血液量が減少します．
8	○	透析によって除水をしたときの下大静脈径の経時的変化をみると，下大静脈径は，除水により小さくなりました．
9	×	除水により，透析後は血液が濃縮するため，透析前に比べ，ヘモグロビンは上昇し，総蛋白濃度も上昇します．
10	○	PWIは，体重の1％を除水したときに，循環血漿量が何％減少するかという指標です．透析前後に血清総蛋白と体重変化率から計算できます．
11	×	ガイドラインでは「目標血圧の達成にはドライウェイトの適正な設定が最も重要である」としています．
12	×	ガイドラインでは「坐位か臥位は問わないが，一定の状態で測定する．透析開始時の血圧測定は，透析開始の少なくとも5分以上前に，少なくとも5分以上の安静の状態で，30分以内のカフェイン含有物の摂取，ならびに喫煙の禁止のもとで行われる」とされています．
13	×	ドライウェイト達成と降圧効果の出現との間には時間差があります．この現象を，ラグタイム現象といいます．
14	×	ガイドラインでは，透析低血圧を「十分な安静後に測定した，透析前血圧を基準として，透析中の血圧低下が30mmHg以下であること」と定義しています．
15	○	ガイドラインでは「透析中の血圧低下を避けるためには時間あたりの除水量を軽減することが必要であり（15mL/kg/時），透析時間の延長も考慮されるべきである」としています．
16	×	ガイドラインでは「透析患者の体液管理は重要で，最大透析間隔日の体重増加を6％未満にすることが望ましい」とされています．
17	×	体重増加が多すぎる場合は，透析時間を延長するか，食事療法（食塩制限）を守って，体重増加を少なくしてもらう以外に方法はありません．
18	×	食塩をとらないで体重増加があれば，重症の低ナトリウム血症になってしまいます．体重増加の多い患者さんには，食塩制限を勧めることが重要です．
19	×	日本高血圧学会や日本循環器学会のガイドラインでは，高血圧の患者では食塩制限を6g/日以下と記載していますが，無尿の透析患者では，体格が小さい患者も多く，当然6gの食塩摂取でも体重が30kgの患者では，透析間体重増加が5％を超えてしまいます．
20	○	除水による循環血液量の減少が，透析低血圧の原因であることが一番多いです．

21	○	心機能が低下している患者では，−15％程度でも血圧が下がります．心機能が正常でも−20％を超えると血圧が低下します．
22	×	自律神経機能異常の患者では，この防御機構が破綻しているために，透析を始めてわずかに除水しただけでも血圧が低下してしまう症例があります．
23	×	投与後3時間で最高血中濃度．透析時低血圧では，透析開始前に服用すると有効です．
24	○	酢酸は，血中濃度が上がると血圧低下，頭痛，嘔気，全身倦怠感，足の筋けいれん，気分不快，透析後疲労感などの症状を呈します．
25	×	糖尿病患者では，時に低血糖による血圧低下を起こすことがあります．特に透析開始後2時間後に血圧が下がる場合には，一度血糖をチェックしてみてください．
26	○	血管透過性は透析開始初期には高く，後半では低くなります．
27	×	高ナトリウム透析に関しては，K/DOQI ガイドラインでは推奨していません．
28	×	虚血性心疾患，不整脈，弁膜症などがあると，高値になります．患者の経過をみながら適正値を決定する必要があります．
29	○	ドライウェイトが変化するということは，体脂肪量と筋肉量が変化することを意味します．今まで歩いていた患者さんが，急に歩かなくなると筋肉量が減少します．
30	×	絶食して摂取カロリーがない状態で，水分のバランスがとれている場合には，1日の消費カロリーを 1,500kcal として1週間で 1.5kg の体脂肪が燃えて，体重が落ちます．つまり，絶食状態では1日 0.2kg 程度体脂肪の消費による体重減少が起こります．

Chapter4

透析患者の心血管合併症

イントロダクション

日本透析医学会の統計調査によれば，維持透析患者の死亡原因第一位は心不全で 23.5％もあります．さらに，脳血管障害が 6.0％，心筋梗塞が 3.6％で，心血管合併症による死亡は 33.1％に達します．

では，透析患者の生命予後の経年的変化をみると，1983 年の透析調査開始以後，短期的予後は改善しているとはいえません（図 1）．もっとも，1983 年の透析導入患者の平均年齢が 51.9 歳であったものが，2018 年では 69.99 歳まで高齢化していることを考えると，単純な比較はできません．

知っておきたい統計

透析患者の死亡原因
心不全
　　7,361 人（23.5％）
感染症
　　6,640 人（21.3％）
悪性腫瘍
　　2,609 人（8.4％）
脳血管障害
　　1,867 人（6.0％）
心筋梗塞
　　1,133 人（3.6％）
悪液質
　　1,785 人（5.7％）
カリウム中毒・頓死
　　　601 人（1.9％）
消化管出血
　　　386 人（1.2％）
総数　　　31,117 人

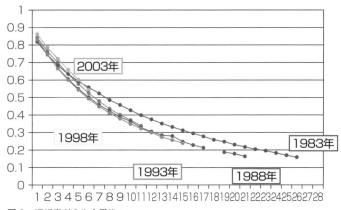

図 1　透析患者の生命予後
（日本透析医学会統計調査委員会：図説 わが国の慢性透析療法の現況，p29，2013 年 12 月 31 日）

慢性透析患者の心不全

透析患者の死亡原因の第一位は心不全で，その頻度は 22.7％ですが，剖検で確認された死因としては，うっ血性心不全は全死亡者の 12％です．つまり，真の心不全は比較的少ない可能性があります．透析間の体重増加過多が原因となっている症例も多いと考えられます．このような症例を「非心原性心不全」と呼びます．

知っておきたい用語

・非心原性心不全

透析患者の心機能の特徴

透析患者の心機能の特徴は，高心拍出状態であることです．心拍出量の増加は，体液貯留，貧血，動静脈シャントなどによります．心拍出量増加の状態が持続すると，左室内径の拡張，左房の拡大，左室後壁・心室中隔の肥厚，左室心筋容量の増加などを起こします．

同様に，非対称性心室中隔肥厚は，高血圧合併例に多いことも知られています．透析患者では高血圧を合併していない症例でも36％に非対称性心室中隔肥厚を認め，高心拍出状態のためと考えられています．

観血的検査，超音波検査での検討では，心拍出量は年齢，性別を一致させても明らかに増加しており，20〜50％も多いことがわかっています．

透析患者の心血管合併症

虚血性心疾患は，ほとんどの症例で透析導入前より認め，透析導入後に虚血性心疾患が明らかになったものは1％程にすぎないとの報告もあります．つまり，腎不全保存期からしっかりと血圧の管理，貧血の管理を行うことが重要と考えられます．

脳血管障害も，全人口当たりと比較すれば，おおよそ2倍ではありますが，60〜64歳の死亡原因で比較すると，脳血管障害による死亡率は透析患者13.5％に対し，非透析患者でも10.1％ですので，一概に透析患者で多いとの結論は出せません．

これらの事実から考えると，真に透析患者で動脈硬化性病変が多いか否かについて疑問がもたれます．

透析患者の循環器合併症病態

透析患者の循環器合併症には，以下のようなものがありますので，それぞれについて考えてみましょう．

1. うっ血性心不全
2. 虚血性心疾患
3. 動脈硬化性疾患
4. 心外膜炎
5. 不整脈

1 うっ血性心不全

うっ血性心不全とは，肺うっ血を伴う左心不全です．透析患者における心不全の原因には，体液過剰，心筋梗塞後遺症，尿毒症性心筋症（二次性副甲状腺機能亢進症，カルニチン欠乏）などがあります．

「血液透析患者における心血管合併症の評価と治療に関するガイドライン」に，心不全の項目があります．そのステートメントをみると，

1. 心不全とは，心室の収縮・拡張能力を損なう構造的，機能的な障害に由来する複合的臨床症候群であり，その主症状は各種臓器のうっ血である（1A）．
2. うっ血症状は，透析開始前の問診，理学的所見，胸部レントゲン写真で判断することが望ましい（1B）．
3. 原因として非心原性のうっ血症状も念頭に置くが，虚血性心疾患由来が特に高率である（1B）．
4. 治療の原則として厳密な塩分制限，体液・体重管理の徹底が推奨される（1A）．
5. 心不全の原因疾患の治療を常に念頭に置くが，予後改善を目的としたレニン・アンジオテンシン系阻害薬やβ遮断薬の投与も積極的に考慮することが推奨される（1B）．

と記載されています．

心不全の疫学

心臓超音波検査による検討によると，透析導入時にまったく異常を認めない正常心の患者は，わずか16％にしか満たないと報告されています〔Parfrey PS at al：Outcome and risk factors for left ventricular disorders in chronic uraemia. Hparfrey Nephrol Dial Transplant 11（7）：1277-1285, 1996〕．このことも，腎不全保存期の血圧管理の重要性を意味しています．

また，腎機能が廃絶している透析患者では，透析間に体液貯留が起こることは必然であり，非心原性にうっ血症状を伴うこともまれではありません．非心原性とは，何らかの原因による心収縮力の低下を伴ううっ血を意味します．つまり，体液過剰状態が持続した状態が原因であると考えられます．

別の研究では，透析導入時ですでに約3割の患者にうっ血性心不全を

認め，透析導入時に心不全を認めない患者も，年間 7％の割合で新規に心不全を発症する〔Harnett JD et al：Congestive heart failure in dialysis patients：prevalence, incidence, prognosis and risk factors. Harnett Kdiney Int 47（3）：884-890, 1995〕という報告もあります．このことも，常日ごろの食塩管理，体重管理の重要性を示唆しています．

さらに，心不全を合併した透析患者の 5 年予後は 12.5％と低く，非合併患者と比較し著しく劣る〔Banerjee D et al：Long-term survival of incident hemodialysis patients who are hospitalized for congestive heart failure, pulmonary edema, or fluid overload. Baner Clin J Am Soc Nephrol 2（6）：1186-1190, 2007〕こともわかっています．

体重増加と食塩摂取量の関係については，Chapter3 に詳しく述べましたので，参照してください．

POINT

　心不全を合併した透析患者の 5 年予後は 12.5％と低くなっています．

▌貧血と心機能

　貧血があると，末梢への酸素供給を低下させるため，結果的に循環血液量を増加させて代償しようとします．従来から，貧血の程度と胸部 X 線での心胸郭比は密な相関を示すといわれています．逆に，エリスロポエチンによる貧血改善は心肥大も改善することもよく知られた事実です．ちなみに，腎性貧血が持続したときに，体内で何が起こるかを図 2 に示しました．腎性貧血が，さまざまな尿毒症症状の原因となっています．

▌内シャントと心機能

　透析患者の心機能を考えるとき，動静脈シャントも重要です．内シャントは，静脈灌流を増加させ，心拍出量を増加させます．手首などの内シャ

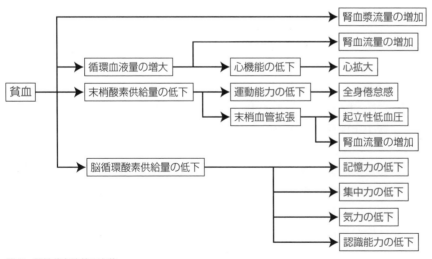

図 2　腎性貧血改善の意義
腎性貧血は，さまざまな尿毒症症状の原因となる．

ントは，通常は心拍出量を5〜10％増加させる程度ですが，肘動静脈に
シャントを作成した場合には，心拍出量の増加はさらに多く，なかには
50％以上も増加させることもあります．このような症例では，内シャン
トによって，心肥大を起こします．

心拡大がありながら，心収縮力が保たれているような症例では，シャン
ト血流を測定してみることも重要です．通常心拍出量は4〜5L/分ですか
ら，内シャント血流が2〜3L/分ある場合には，手首に内シャントをつく
り直す必要もあります．

しかし，多くの症例では，やむをえず，肘につくるため，医療者として
は悩ましいところです．心がけるべきことは，手首でつくった内シャント
をできるだけ長持ちさせることでしょう．シャント管理の重要性は，心機
能の管理のためにも重要なのです．

■高血圧と心機能

透析患者では，導入期にはほぼ全員が高血圧を合併しています．高血圧
の持続が心機能に多大な影響を与えることは，一般的な高血圧患者をみて
も明らかです．高血圧患者で血圧を良好に維持することにより，心筋の肥
厚が改善するとの報告もありますので，血圧の管理の重要性が理解できま
す．透析患者でも，透析の長期化に伴い，次第に血圧が正常化しますが，
それに伴って心筋の肥厚は改善することもわかっています．

「血液透析患者における心血管合併症の評価と治療に関するガイドライ
ン」の，高血圧の項をみると，ステートメントに以下のように記載されて
います．

> 1. 透析患者における血圧は，透析室における血圧のみならず家庭血圧を含
>   めて評価すべきである（1B）.
> 2. 心機能低下がない，安定した慢性維持透析患者における降圧目標値は，
>   週初めの透析前血圧で 140/90mmHg 未満を目標とする（オピニオン）.
> 3. 目標血圧の達成にはドライウェイト（DW）の適正な設定が最も重要であ
>   る（1B）.
> 4. DW の達成 / 維持後も降圧が不十分な場合に降圧薬を投与する（1B）.

しかし，透析患者の血圧を考えるとき，一番大きな問題は，変動が大き
いことです．血圧は，多くの症例で容量依存性を示します．つまり，透析
間に体重が増加するにつれて血圧は上昇します．透析により除水をすると
血圧は下がります．特に，透析終了後数時間は血圧がかなり低い状態で
す．

そこで，週当たりの平均血圧（weekly averaged blood pressure：WAB）
という考え方があります．これは，週3回の透析前後の血圧と毎日起床
時と就寝時の家庭血圧の計20回の血圧の平均値を利用するものです．最
大透析間隔時の透析前血圧が週のうちで最も高いわけですが，患者の左室

POINT

透析患者の血圧で一
番大きな問題は，変動
が大きいことです．特
に，透析終了後数時間
は血圧がかなり低い状
態です．

肥大，心血管障害の発生には，WABが最もよい相関を示すそうです．

　興味深いことに，この週当たりの平均血圧は，月，水，金透析の患者では，木曜日の起床時の血圧と最も強く相関しているそうです．ですから，家庭血圧を測定できない患者では，木曜日の透析前血圧を参考に血圧を管理するという方法もあります．

尿毒症性心筋症

　透析患者特有の心筋障害で，心室腔の拡大と心収縮能の低下を特徴とする拡張型心筋症類似の病態が透析患者に存在します（Drüeke T et al：Uremic cardiomyopathy and pericarditis. Adv Nephrol Necker Hosp 9：33-70，1980）．収縮障害のみならず拡張障害を呈することも少なくないことが明かとなり，現在ではこの両者を含め，維持透析患者に合併する原因不明の心筋疾患を「透析心」とよんでいます．

分　類
　　①拡張型心筋症類似透析心
　　②肥大型心筋症類似透析心

1．拡張型心筋症類似透析心の診断基準
　　1）至適透析にても胸部X線上，心陰影拡大の進行
　　2）心エコー上，左室拡張終期径の拡大（LVEDd＞55mm），左室駆出率の低下（LVEF＜50％）
　　3）虚血性心疾患の除外
　　4）高度な心弁膜症，奇形の除外

2．肥大型心筋症類似透析心の診断基準
　　1）左室拡張終期径の拡大がない（LVEDd＜50mm）
　　2）左室駆出率は正常（LVEF＞70％）
　　3）左室拡張終期心室壁厚が肥厚している状態（LVPW＞14mm）
　　4）高度な心弁膜症，心奇形の除外
　両者とも原因は不明です．特別な治療法はありませんが，on-line HDFなどを用いて中分子量物質を積極的に除去することで，心機能が改善する可能性もあります．

蛋白欠乏性心筋症

　蛋白・エネルギー摂取が不十分であったり，蛋白喪失性の透析膜の使用などによる蛋白異化亢進状態が持続したりすると，蛋白欠乏性心筋症を起

こすこともあるといわれています．しかし，この存在は明らかではありません．単にビタミンB類の欠乏の可能性もあります．一方で，心臓悪液質という病態があります．これは，重症心不全患者では，エネルギーを十分に摂取しても，やせて体力が低下するという現象で，腸管の浮腫による吸収障害，うっ血による肝機能障害，基礎エネルギー代謝の亢進などが考えられています．

カルニチン欠乏

カルニチンは心筋，骨格筋，脂肪組織に多く含まれ，脂肪酸の酸化に関与します．透析患者では，蛋白摂取量の不足や，透析液への喪失により，血中および組織内のカルニチン濃度低下をきたし，心筋ミトコンドリア内CPT活性の低下を呈することが知られています．

カルニチン（エルカルチン®）の補充により，不整脈の改善，心機能の改善，貧血の改善が期待できます．原因不明の心機能低下がある場合，透析中に足の攣れが多い場合，エリスロポエチン抵抗性貧血のある場合に，試してみるとよいでしょう．

β_2- ミクログロブリン（β_2-MG）

長期透析患者の合併症である手根管症候群の原因物質としてβ_2-MGの組織沈着があります．このβ_2-MGが全身の組織に沈着して，いわゆる透析アミロイドーシスをきたすことがあります．心筋細胞へのβ_2-MG沈着による心筋障害例も散見されます．慢性炎症の改善，透析効率の維持，on-line HDFなどの中分子量物質の除去効率の改善，リクセル®による積極的なβ_2-MGの除去などにより対応します．

2 虚血性心疾患

外国の文献では，透析導入後 10 年以内に，全症例の 36 ％が心筋梗塞または治療抵抗性の心不全により死亡している（Johnson RM et al：Outcome of myocardial infarction during maintenance hemodialysis. Trans Am Soc Artif intern Organ 31：683-685, 1985）と報告されています．我が国の統計をみても，年間死亡者の 5～6 ％が心筋梗塞による死亡です．死亡者に占める心筋梗塞の割合に大きな変化はありません．しかし，これはあくまでも直接死因としての心筋梗塞の頻度であって，最近は，治療の進歩により心筋梗塞が直接死因となることが少ないためと考えられます．

心筋梗塞を起こした患者は，心機能が低下し，少しの体重増加でも容易に心不全になってしまいますし，透析中のほんのわずかな過剰除水でも血圧が低下してしまいます．つまり，潜在的な心不全予備軍ということになります．

冠動脈疾患の頻度を検討した論文をみると，382 例の透析患者のうち101 例（26.4 ％）が虚血性心疾患をもっていたが，心筋梗塞を発症したものは 10 ％であり，虚血性心疾患の発症はほとんどが透析導入前より認め，透析導入後に虚血性心疾患が明らかになったものは 1 ％程度であった〔Rostand SG et al：Cardiovascular complications in renal failure. J Am Soc Nephrol 2（6）：1053-1062, 1991〕という報告があります．同様に，70 ％以上の有意な冠動脈狭窄は透析患者の 50 ％に認めるものの，透析期間との関係はない〔Rostand SG et al：Ischemic Heart Disease in Chronic Renal Failure：Management Considerations. Semin Dial 2（2）：98-101, 1989〕ともいわれています．

つまり，潜在的な虚血性心疾患の患者は多く，そのために，心不全になる可能性が大きいわけです．できれば，定期的な心電図検査，心エコー検査で早期に虚血性心疾患を発見し，治療することが，透析患者の予後改善に大きな役割を果たすと思います．

いつもと同じ透析を行っているのに突然血圧が下がりやすくなったら，まず心エコーを行い，心筋梗塞を除外することが肝要です．透析患者，特に糖尿病患者では，心筋梗塞が起きても胸痛を自覚しない症例が多い（無痛性心筋梗塞）ことも忘れてはいけません．

POINT

透析導入後 10 年以内に，全症例の 36 ％が心筋梗塞または治療抵抗性の心不全により死亡していると報告されています．

POINT

定期的な心電図検査，心エコー検査で早期に虚血性心疾患を発見し，治療することが，透析患者の予後改善に大きな役割を果たすと思います．

「血液透析患者における心血管合併症の評価と治療に関するガイドライン」の虚血性心疾患の項には，以下のようなステートメントが記載されています．

> 1．無症候性心筋虚血の頻度が高く，透析導入時より積極的な虚血性心疾患のスクリーニングを推奨する（1B）．
> 2．息切れ等の症状，心不全，透析時血圧低下，心電図，胸部レントゲンの変化などから心筋虚血の可能性を考慮する（1C）．
> 3．心筋虚血が疑わしい場合には，心臓超音波検査を施行し，さらに心筋シンチグラフィなど非侵襲的検査による精査が望ましい（1B）．
> 4．非侵襲的治療では心血管系薬物療法，冠危険因子の是正が望ましい（1B）．
> 5．急性心不全では急性冠症候群を除外すべきである（1B）．
> 6．心筋虚血のバイオマーカーは疑陽性を呈することが多く，診断には注意を要する（1B）．

　実際，筆者らの検討でも，透析導入時あるいは透析導入後に冠動脈バイパス術（CABG）を行った症例の生存率をみると，全体でも，糖尿病患者でも，手術をした患者の生命予後は，手術をしていない患者の倍以上でした．つまり，虚血性心疾患を早期に発見し，治療することが生命予後に大きな影響を与えることは明らかです．

3 動脈硬化性疾患

　透析患者は，動脈硬化のモデルといっても過言ではありません（図3）．
尿毒症という病態，透析療法，長期合併症などが，それぞれ複雑に関与し
合って，心不全，高血圧，動脈硬化の原因となり，促進因子となりえます．
　「血液透析患者における心血管合併症の評価と治療に関するガイドライ
ン」の動脈硬化の項には，以下のように述べられています．

> 1. 透析患者の心血管死亡リスク評価のためには，古典的危険因子に加え，
>   腎不全特有の危険因子（貧血，炎症・低栄養，ミネラル代謝異常など）
>   も含めるべきである（強い推奨/低いエビデンスレベル）．
> 2. 心血管リスク評価に，動脈壁肥厚度，動脈壁硬化度，血管石灰化なども，
>   利用することを推奨する（意見）．

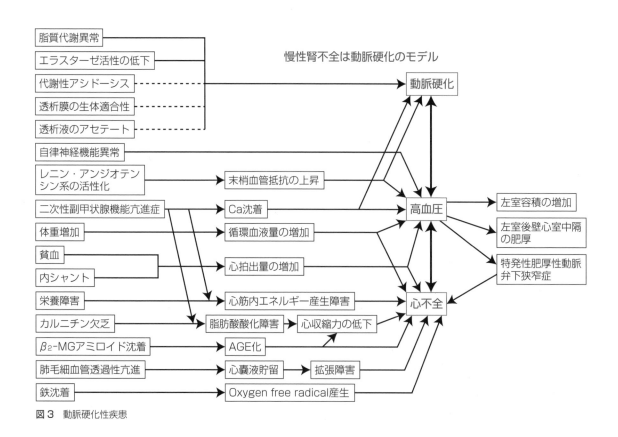

図3　動脈硬化性疾患

高血圧と動脈硬化

　高血圧も動脈硬化の危険因子です．興味深いことに，我が国での研究では，高血圧により脳動脈，大腿動脈の血管病変は増加しますが，冠動脈との関連は少ないといわれています．しかし，米国の Framingham study では，高血圧は脳動脈病変より冠動脈病変との関連が大きいとされています．この差が何に由来しているかは明らかにされてはいません．

　透析患者では，導入初期にはほぼ全例が高血圧を合併していますが，長期透析になるにつれて高血圧の合併率は低下します．このことが，透析導入初期に冠動脈硬化症が多く，その後の増加につながらないのかもしれません．

脂質異常症

　脂質異常症も動脈硬化と密接な関係があります．「血液透析患者における心血管合併症の評価と治療に関するガイドライン」の脂質異常症のステートメントでは，

> 1. 透析患者においても，脂質異常症は心血管疾患，特に心筋梗塞発症の独立した予測因子である（B）．
> 2. ルーチン評価には，透析前（随時採血）の LDL-C, Non-HDL-C, HDL-C, TG でよい（1B）．
> 3. LDL-C 120mg/dL 未満（可能であれば 100mg/dL 未満），あるいは Non-HDL-C 150mg/dL 未満（可能であれば 130mg/dL 未満）を管理目標とする（2C）．
> 4. 虚血性心疾患のリスク低下を意図する場合，食事・運動療法にて脂質管理目標に達しなければ，スタチンの投与を考慮する（2B）．
> 5. 低脂血症を呈する場合は，栄養状態の評価と対策を考慮することが望ましい（2C）．

と記載されています．

　透析患者では，脳出血発症は低密度リポ蛋白質コレステロール（LDL-C）高値で高リスク，高密度リポ蛋白質コレステロール（HDL-C）との関連は有意でなく，トリグリセリド（TG）150〜175mg/dL 群でリスクが低かったことがわかっています．

　大動脈脈波速度（PWV）や頸動脈内膜中膜肥厚度（IMT）を代替指標とした断面的研究では，Non-HDL-C 高値は高度の動脈壁変化と関連していることもわかっています．脂質異常症は透析患者においても動脈硬化と関連し，心血管疾患発症の予測因子であり，脳血管障害よりも冠動脈疾患との関連が強いものと考えられます．

　しかし，透析患者の動脈硬化は非透析患者とは，治療効果に大きな差が

あります．つまり，非透析患者では，脂質異常症の治療を行うことにより，新規の心筋梗塞の発症頻度が改善し，心血管疾患による死亡率を減少させる効果が確認されていますが，透析患者では脂質異常症の治療による生命予後の改善が明らかではないのです．つまり，透析患者では脂質異常症以上に心不全など体液管理や虚血性心疾患による死亡が多いせいかもしれません．

ガイドラインでは，脂質異常症の治療について以下のように記載されています．

1. 薬物治療を行う場合は，スタチンが第一選択となる．薬剤にもよるが，LDL-C 低下作用は 25～40％である．
2. 4D 試験や AURORA 試験において，有害事象の発現頻度はスタチン群とプラセボ群で同等であったことから，安全性に問題はないと考えられる．
3. 我が国で使用できるフィブラート薬は，クリノフィブラートを除き腎排泄性であり，腎不全患者では横紋筋融解症をきたしやすく，禁忌である．

4D 試験というのは，Die Deutsche Diabetes Dialyse というドイツで行われた研究で，2 型糖尿病維持透析患者 1,255 人にアトロバスタチン（リピトール®）を投与し，心臓死，非致死的心筋梗塞，および脳卒中の発生頻度を比較したものですが，まったく有意差がありませんでした．

AURORA 試験は，維持血液透析患者にロスバスタチン（クレストール®）を投与し，生存および心血管系イベント発生率を比較したものですが，コレステロール値は投与群で確実に低下しているのに，全死亡率，心血管系イベントの発生率に差はありませんでした．

カルシウム（Ca），リン（P）代謝異常の関与

冠動脈造影では，狭窄がなくても石灰化が強いことが透析患者の特徴で，糖尿病患者でその傾向は強いといわれています．石灰化の程度は，血清リン値，副甲状腺ホルモン（PTH）が高いほど強いことも明らかにされています．透析導入後の動脈硬化，特に血管壁の石灰化促進因子としては，カルシウム，リン代謝異常が最も重要な因子と考えられます．臨床研究でも，リンの管理は予後を規定することがわかっています．

弁膜症

透析患者では，時に心臓の弁に著明な石灰化を伴う症例があります．石灰化は大動脈弁に多く，時に僧帽弁にも起こり，重症例では三尖弁，肺動脈弁にも認めることがあります．まれに，弁置換を必要とするような重症弁膜症の例もあります．

筆者らも，以前，透析歴10年の34歳の女性で，重症大動脈弁狭窄症の症例を経験しました．心臓カテーテル検査では，圧較差が100mmHg以上で，大動脈弁置換術の手術適応です．この症例は，長期間にわたってリンの管理が悪く，二次性副甲状腺機能亢進症状態であり，副甲状腺摘出術を施行しましたが，動脈弁の石灰化に改善はみられず，心不全で亡くなりました．

透析低血圧

　透析低血圧は，血管内皮細胞障害を助長する可能性が強く，動脈硬化，心筋細胞障害を悪化させます．透析による血圧低下の予防は，食事療法による体重増加の抑制が第一ですが，同時に適正なドライウェイト（DW）の設定も重要であることは，DWの項で述べたとおりです．

閉塞性動脈硬化症（ASO）

　糖尿病患者では，末梢神経障害もあいまって，糖尿病性壊死のために下肢の切断術が必要な例も増加しています．最近10年間でさいたま医療センターにおいてASOにて下肢切断などの手術を要した症例は，ほとんどが糖尿病患者で，非糖尿病患者での手術症例はきわめて少ないことから，透析患者での手術を要するような重症ASOは，糖尿病に起因すると考えられます．

　「血液透析患者における心血管合併症の評価と治療に関するガイドライン」では，末梢動脈疾患（PAD）について，

1. 透析患者は糖尿病の有無に関わらずPADの独立した危険因子となる（B）．
2. PAD患者では同時に心血管障害の評価を行うことを推奨する（1B）．
3. 透析患者では膝関節以下の末梢で，高度石灰化病変を伴う頻度が高い（B）が，症状が乏しく，早期発見に努めることが重要である（オピニオン）．
4. 足関節-上腕収縮期血圧比（ankle-brachial systolic pressure index：ABI）を少なくとも年1回測定することを推奨する（オピニオン）．
5. 治療では虚血の病態について十分に評価することが重要である（1B）．

と述べています．最近は，各施設で，「フットケアチーム」をつくってPADに対応しています．患者の足指の観察も忘れないでください．

4 不整脈

不整脈は，透析患者に合併する心疾患合併症の重要なものです．「血液透析患者における心血管合併症の評価と治療に関するガイドライン」では，不整脈に関するステートメントとして，

1. 不整脈診断は標準安静時 12 誘導心電図にて行うことを推奨する（1A）．
2. 不整脈の誘発や治療効果の判定には運動負荷心電図やホルター心電図を施行することを推奨する（1B）．
3. 不整脈を合併した透析患者は高率に器質的心疾患を有するため，心エコー検査や心臓核医学検査を施行することを推奨する（1B）．
4. 心室細動/粗動，持続性心室頻拍，洞不全症候群，洞房ブロック，高度房室ブロックは積極的に治療することを推奨する（1A）．
5. 心房細動に対する安易なワルファリン治療は行わないことが望ましいが，ワルファリン治療が有益と判断した場合には INR＜2.0 に維持することが望ましい（2C）．

と述べています．

POINT

不整脈の種類
①期外収縮
　心房性期外収縮
　心室性期外収縮
②徐脈
　洞不全症候群
　房室ブロック
③頻脈
　心房頻拍
　心房細動（粗動）
　発作性上室性頻拍
　心室頻拍
　心室細動
　WPW 症候群

不整脈の頻度

透析患者における心臓突然死や致死性心室性不整脈の発症頻度は 5～7％で，一般住民の 25～70 倍の高頻度であるといわれています．致死性心室性不整脈は心不全，冠動脈疾患，糖尿病を合併した透析患者に多く，基礎疾患のない患者ではまれです．

心臓突然死は透析開始後 12 時間と前回の透析から 36～48 時間後に高頻度で発症することから，循環血液量増加，除水量の増加に伴う交感神経系の賦活，透析前高カリウム血症，透析後低カリウム血症が関連している可能性が高いといわれています．

筆者らの検討では，上室性期外収縮も心室性期外収縮も透析開始後 3 時間～終了後 4 時間までに増悪することがわかっています．

POINT

透析患者における心臓突然死や致死性心室性不整脈の発症頻度は 5～7％で，一般住民の 25～70 倍の高頻度であるといわれています．

期外収縮の治療

■上室性期外収縮
①ドライウェイト（DW）の適正化

体液過剰状態が持続すると上室性期外収縮が頻発します.

②除水速度の適正化

　上室性期外収縮の発生時間をみると，透析開始後 2 時間〜終了後 4 時間が多いことがわかっています. このことは，除水速度との関連を示唆しています. 急激な循環血液量の減少は，左心房の内圧が急激に変化し，そのことが上室性期外収縮を誘発している可能性があります.

③透析方法の検討

　循環動態が不安定になると，上室性期外収縮が発生しますので，無酢酸透析や on-line HDF のように循環動態に影響の少ない透析が望まれます.

④薬物療法

　薬物療法の適応は，心房細動があって速脈の場合です. 上室性期外収縮や徐脈ではあまり薬物療法の対象にはなりません.

■心室性期外収縮
①基礎疾患としての心疾患に対し，透析中の循環動態の安定化
②薬物療法が適応となるのは，Lown 分類の 3 度以上

心房細動の治療

　心房細動の分類には，
①特に治療することなく自然に停止する発作性心房細動（paroxysmal AF）
②薬物や電気刺激で停止する持続性心房細動（persistent AF）
③薬物や電気刺激にても停止しない永続性心房細動（permanent AF）
があります.

　心房細動は，加齢や透析歴が長くなるに従って合併頻度が増加し，70 歳以上の血液透析患者では 30％以上に認められますが，その多くは永続性心房細動です.

　加齢と透析歴以外の心房細動発症リスクとして左房拡大，弁石灰化，左室収縮機能低下，貧血が重要です. 透析間の過剰な体重増加は，循環血液量を増加させるため，一過性僧帽弁逆流による左房拡大をもたらします.

＊

　心合併症対策は，患者の予後を改善するのにとても重要です. 日常臨床で，血圧の低下時には特に，不整脈，心機能に配慮して，患者さんを観察してください. 透析スタッフの観察が，早期発見には最も重要です.

Chapter4　○×チェックテスト

　Chapter4 の「透析患者の心血管合併症」の内容は理解していただけたでしょうか．Chapter4 のまとめとして○×チェックテストをつくりましたので，チャレンジしてみてください．次頁に回答と解説を掲載しましたので，自分の回答と回答の根拠を確認してみることをお勧めします．

	問　題	回答欄
1	維持透析患者の死亡原因の第一位は心不全である	
2	維持透析患者では，心筋梗塞による死亡率は 12.5％である	
3	透析間体重増加が原因の心不全を「非心原性心不全」という	
4	2013 年透析導入患者の平均年齢は 51.9 歳である	
5	透析患者の心機能は，低心拍状態が特徴である	
6	透析患者の虚血性心疾患は，ほとんどが透析導入後に発症する	
7	心不全は，心室の拡張能力とは関係ない	
8	貧血の持続は，心胸郭比の拡大の原因となる	
9	肘部の内シャントは，心機能を低下させる	
10	高血圧のある透析患者では，目標血圧の達成にドライウェイトを適正に設定することが重要である	
11	心臓超音波検査では，透析導入期に 70％で異常を認めない	
12	透析導入後年間 7％の割合で新規の心不全を発症する	
13	尿毒症性心筋症類似透析心では，左室拡張を伴わないものもある	
14	カルニチンの補充により不整脈が多発することがある	
15	透析患者では，無症候性心筋虚血は少ない	
16	透析患者の急性心不全では急性冠動脈症候群を除外すべきである	
17	透析患者では，冠動脈バイパス術を行っても予後は改善しない	
18	透析患者の心血管死亡リスクに慢性炎症が関与する	
19	透析患者でも，脂質異常症の治療により虚血性心疾患は減少する	
20	透析患者の LDL-コレステロールの目標値は 120mg/dL 未満である	
21	血管壁の石灰化促進因子としては，リン管理が最も重要である	
22	リン管理不良の患者では，僧帽弁狭窄症が多い	
23	透析患者では膝関節以下の高度な石灰化病変が多い	
24	透析患者の心室性期外収縮は，透析直前に多い	
25	透析患者の上室性期外収縮は，ドライウェイトを下げると改善する	
26	透析患者ではビタミン B$_1$ 欠乏による心不全もある	
27	透析患者では，カルニチン欠乏による透析中の足の攣れがある	
28	透析アミロイドーシスで心筋障害が起こることはない	
29	透析時血圧低下をみたら，心筋虚血の可能性を考慮する	
30	心筋虚血を疑った場合には，積極的に冠動脈造影を行うべきである	

Chapter4　○×チェックテストの回答と解説

	回答	解　説
1	○	日本透析医学会の統計調査によれば，維持透析患者の死亡原因第一位は心不全で 22.7% となっています.
2	×	日本透析医学会の統計調査によれば，維持透析患者の心筋梗塞による死亡率は 3.9% となっています.
3	○	透析間の体重増加過多が原因となっている心不全を非心原性心不全と呼びます.
4	×	1983 年の透析導入患者の平均年齢が 51.9 歳であったものが，2018 年では 69.99 歳まで高齢化しています.
5	×	透析患者の心機能の特徴は，高心拍出状態であることです. 心拍出量の増加は，体液貯留，貧血，動静脈シャントなどによります.
6	×	虚血性心疾患は，ほとんどの症例で透析導入前より認め，透析導入後に虚血性心疾患が明らかになったものは 1% 程にすぎないという報告があります.
7	×	ガイドラインには「心不全とは，心室の収縮・拡張能力を損なう構造的，機能的な障害に由来する複合的臨床症候群」と定義されています.
8	○	貧血があると，末梢への酸素供給を低下させるため，結果的に循環血液量を増加させて代償しようとします. 従来から，貧血の程度と胸部 X 線での心胸郭比は密な相関を示すといわれています.
9	○	肘動静脈にシャントを作成した場合には，心拍出量の増加はさらに多く，なかには 50% 以上も増加させることもあります. このような症例では，内シャントによって，心肥大を起こします. したがって，一時的には心機能がよくなったようにみえますが，このような状態が長く続くと心機能は低下します.
10	○	ガイドラインには「目標血圧の達成にはドライウェイト（DW）の適正な設定が最も重要である」と記載されています.
11	×	心臓超音波検査による検討によると，透析導入時にまったく異常を認めない正常心の患者はわずか 16% にしか満たないと報告されています.
12	○	透析導入時に心不全を認めない患者も，年間 7% の割合で新規に心不全を発症するという報告があります.
13	○	収縮障害のみならず拡張障害を呈することも少なくないことが明かとなり，現在ではこの両者を含め，維持透析患者に合併する原因不明の心筋疾患を透析心と呼んでいます.
14	×	カルニチン（エルカルチン®）の補充により，不整脈の改善，心機能の改善，貧血の改善が期待できます.
15	×	ガイドラインでは「無症候性心筋虚血の頻度が高く，透析導入時より積極的な虚血性心疾患のスクリーニングを推奨する」とされています.
16	○	ガイドラインでは「急性心不全では急性冠症候群を除外すべきである」としています.
17	×	透析導入時あるいは透析導入後に冠動脈バイパス術（CABG）を行った症例の生存率をみると，全体でも，糖尿病患者でも，手術をした患者の生命予後は，手術をしていない患者の倍以上でした.
18	○	ガイドラインでは「透析患者の心血管死亡リスク評価のためには，古典的危険因子に加え，腎不全特有の危険因子（貧血，炎症・低栄養，ミネラル代謝異常など）も含めるべきである」としています.
19	×	非透析患者では，脂質異常症の治療を行うことにより，新規の心筋梗塞の発症頻度が改善し，心血管疾患による死亡率を減少させる効果が確認されていますが，透析患者では脂質異常症の治療による生命予後の改善が明らかではありません.

20	○	ガイドラインでは「LDL-C 120mg/dL 未満（可能であれば 100mg/dL 未満），あるいは Non-HDL-C 150mg/dL 未満（可能であれば 130mg/dL 未満）を管理目標とする」と記載されています．
21	○	特に血管壁の石灰化促進因子としては，カルシウム，リン代謝異常が最も重要な因子と考えられます．臨床研究でも，リンの管理は予後を規定することがわかっています．
22	×	透析患者では，時に心臓の弁に著明な石灰化を伴う症例があります．石灰化は大動脈弁に多く，時に僧帽弁にも起こり，重症例では三尖弁，肺動脈弁にも認めることがあります．まれに，弁置換を必要とするような重症弁膜症の例もあります．
23	○	ガイドラインでは「透析患者では膝関節以下の末梢で，高度な石灰化病変を伴う頻度が高い（B）が，症状が乏しく，早期発見に努めることが重要である」としています．
24	×	上室性期外収縮の発生時間をみると，透析開始後 2 時間〜終了後 4 時間が多いことがわかっています．
25	○	体液過剰状態が持続すると上室性期外収縮が頻発します．ドライウェイトの適正化が必要です．
26	○	蛋白・エネルギー摂取が不十分であったり，蛋白喪失性の透析膜の使用などによる蛋白異化亢進状態が持続したりすると，蛋白欠乏性心筋症を起こすこともあるといわれています．
27	○	カルニチンは心筋，骨格筋，脂肪組織に多く含まれ，脂肪酸の酸化に関与します．原因不明の心機能低下がある場合，透析中に足の攣れが多い場合，エリスロポエチン抵抗性貧血のある場合に，試してみるとよいでしょう．
28	×	長期透析患者の合併症である手根管症候群の原因物質としてβ_2-MG の組織沈着があります．このβ_2-MG が全身の組織に沈着して，いわゆる透析アミロイドーシスをきたすことがあります．心筋細胞へのβ_2-MG 沈着による心筋障害例も散見されます．
29	○	ガイドラインでは「息切れ等の症状，心不全，透析時血圧低下，心電図，胸部 X 線の変化などから心筋虚血の可能性を考慮する」とされています．
30	×	ガイドラインには「心筋虚血が疑わしい場合には，心臓超音波検査を施行し，さらに心筋シンチグラフィなど非侵襲的検査による精査が望ましい」と記載されています．

Chapter5

透析患者の予後改善を目指して

イントロダクション

日本透析医学会の統計調査によると，2018年末の死亡原因は，第一位が心不全で23.5％，（心筋梗塞を加えると27.1％），第二位が感染症で21.3％，第三位が悪性腫瘍（悪性新生物）で8.4％です．

非透析患者の死亡原因と比べてみましょう．非透析患者では，悪性新生物が29.0％で最も多く，心疾患が15.8％，脳血管障害が10.3％です．透析患者では，心疾患による死亡率が，非透析患者の2倍あることがわかります．

透析患者の死亡原因の経年的変化をみると，1996年までは心不全による死亡率が低下していましたが，その後はほぼ25％前後で推移しています．また，透析患者の高齢化が一因と考えられますが，感染症による死亡率は年々増加しています（図1）．

さらに，透析患者の生命予後をみても，導入患者の高齢化が強く関与していると思いますが，透析技術の進歩にもかかわらず，予後は改善していません．

知っておきたい統計

透析患者の死亡原因
心不全
　7,361人（23.5％）
感染症
　6,640人（21.3％）
悪性腫瘍
　2,609人（8.4％）
脳血管障害
　1,867人（6.0％）
心筋梗塞
　1,133人（3.6％）
悪液質
　1,785人（5.7％）
カリウム中毒・頓死
　601人（1.9％）
消化管出血
　386人（1.2％）
総数　　31,117人

知っておきたい統計

非透析患者と比較した死亡原因（2018年）

原因	透析患者	非透析患者
心不全・心疾患	23.5	9.8
感染症・肺炎	21.3	15.8
悪性新生物	8.4	30.1
脳血管障害	6.5	10.4

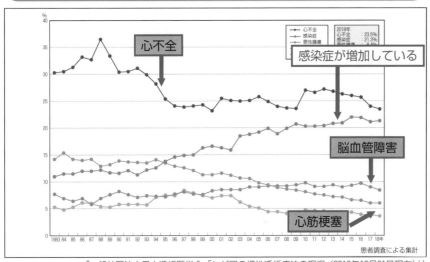

『一般社団法人日本透析医学会「わが国の慢性透析療法の現況（2018年12月31日現在）」』

図1　透析患者の死亡原因

では，どのくらい高齢化が進んでいるのかみてみましょう．導入患者も年末患者も右肩上がりで高齢化しています．導入患者は 1983 年が平均51.9 歳であったものが，2018 年には 69.9 歳まで高齢化し，35 年で 18歳も伸びています．年末患者でみても，1983 年は 48.3 歳でしたが，2018 年には 68.75 歳で，やはり 20.45 歳伸びています．

　本 Chapter では，透析患者さんの予後が少しでも延長し，かつ，QOLを保ちながら日常生活を送れるように，我々透析にかかわる医療スタッフに何ができるかを考えてみます．

慢性透析患者の死亡原因

　維持透析患者の死亡原因の第一位は心不全で，その頻度は 23.5％です．しかし，剖検で確認された死因としては，うっ血性心不全は全死亡者の12％だったと報告されています．つまり，真の心不全は比較的少ないと考えられます．残りの 14.9％は，いわゆる非心原性心不全で，主に体液過剰によるものです．

　とはいえ，脳血管障害と心筋梗塞で 9.6％，心不全の原因に陳旧性心筋梗塞が含まれており，動脈硬化性病変による死亡率は 37％以上と推定されます．

予後改善のために必要な対策

　以上のことを踏まえて，予後改善のために必要な対策として以下のような項目があります．
　1. 心不全の予防
　2. 感染症対策
　3. 悪性腫瘍の早期発見
　4. 脳血管障害の予防
　5. カリウム中毒の予防
　6. 心筋梗塞の早期発見
　7. 動脈硬化の予防
　8. 貧血の改善
　9. 透析効率の改善

1 心不全の予防，治療

心不全の原因には，心筋梗塞，高血圧性心疾患，動脈硬化性心疾患に加え，体液過剰があります．

体液過剰の原因は，食塩摂取過剰です．透析中の血圧低下の多くは，体液過剰によるものです．除水速度の過剰による血圧低下の機序は，Chapter3 のドライウェイトの設定の項目で詳しく述べましたので，参考にしてください．

食塩制限の指導のときに，注意していただきたいのが味覚異常です．さいたま医療センターで慢性腎不全保存期患者の味覚検査によると，6ヵ月以上にわたって食事療法を行ったのに，塩分摂取量が 15g/日以下に制限できない患者さんで，詳細な味覚検査を行ったところ，ほとんどの症例で味覚異常というよりも，味覚の喪失がありました．

味覚検査は，濾紙法という方法で行います．これは，甘味，塩味，苦味，酸味の 4 種類を薄い順に舌にあてて，味覚を確認するものです．結果は 5 段階に分かれますが，正常な場合は，悪くても 3 段階ですが，検査した患者さんでは，5 段階の最も濃い液を舌にあてても，味覚の種類を間違えるのです．

このような症例では，味覚異常のあることを自覚させた指導が必要になります．透析患者でも，透析導入期には多くの症例で味覚が低下していますが，ほとんどの症例で，透析導入後に改善します．しかし，一部の症例，特に糖尿病性腎症で透析導入になった患者では，末梢神経障害によると思われる強い味覚障害があります．

味覚障害の一因に亜鉛欠乏がありますが，透析患者では亜鉛の補充をしても，味覚の改善はないようです．

感染症の予防，治療

免疫力の低下は，主に栄養状態によりますので，栄養状態の改善が重要と考えられます．栄養状態の指標には，一般的には血清アルブミン値，貧血，体重の変化があります．また，必要カロリーの把握が必要です．必要エネルギーを考える場合には，基礎エネルギー消費量（basal energy expenditure：BEE），身体活動度，ストレス係数を考慮する必要があります．

総エネルギー必要量は，

> 総エネルギー必要量＝BEE×活動係数×ストレス係数

で表されます．

知っておきたい用語

- 基礎エネルギー消費量（BEE）
- Harris-Benedictの公式
- 活動係数
- ストレス係数

■基礎エネルギー消費量（BEE）

生命維持に必要なエネルギー量です．つまり，心臓を動かし，腸管を動かし，最低限の脳活動をするためのエネルギー量です．基礎エネルギー消費は，Harris-Benedictの公式で求められます．

> 男性　BEE(kcal/日)＝664.7＋13.75w＋5.0H－6.75A
> 女性　BEE(kcal/日)＝655.1＋9.56w＋1.85H－4.68A
> BEE：basal energy expenditure 基礎エネルギー消費量
> W：体重（kg），H：身長（cm），A：年齢（歳）

簡易的な求め方としては，

> 基礎エネルギー消費＝基礎代謝基準値(kcal/kg体重/日)×標準体重(kg)

として求めます．

標準体重は，body mass index＝22の体重です．基礎代謝基準値は，年齢により異なり，高齢者ほど少なくなります．

さらに，簡便な求め方は，

> 基礎代謝量＝体重×22

となります．

POINT

基礎代謝基準値

	男性	女性
18～29歳	24.0	23.6
30～49歳	22.3	21.7
50～69歳	21.5	20.7
70歳以上	21.5	20.7

POINT

身体活動レベル

年齢	レベルⅠ	レベルⅡ	レベルⅢ
18～29歳	1.50	1.75	2.00
30～49歳	1.50	1.75	2.00
50～69歳	1.50	1.75	2.00
70歳以上	1.30	1.50	1.70

■活動係数

実際に各患者の必要エネルギーは，その人の日常生活の質により身体活

動レベルを考慮する必要があります．レベル I とは，低い活動レベルで，通常の日常生活を送っている状態です．レベル II は，肉体労働を行っている方々で，仕事の主体が肉体労働ということになります．レベル III は，スポーツ選手やきわめて過酷な肉体労働を行っている場合です．

入院患者では，下記のように考えます．

・ベッド上安静のみ：1.2
・ベッド意外の活動あり：1.3
・積極的なリハビリを受けている：1.5 以上

■ストレス係数

ステレス係数とは，合併症によりエネルギー消費量が増えることを考慮に入れるためのものです．発熱などによる消耗，手術侵襲などを考慮します．ということは，透析患者では，多くの場合 30～35kcal/kg/日となります．

■アルブミン値と生命予後

栄養状態の指標は，栄養学的にはさまざまなものがありますが，実用性があり，かつ簡便なものは，血清アルブミン値です．

日本透析医学会の統計調査によると，血清アルブミン値が 3.5g/dL を下回ると，生命予後が悪くなることが明らかにされています（図2）．

アルブミンを用いた栄養評価の指標に，GNRI（Geriatric Nutritional Risk Index）があります．

> GNRI＝14.89×血清アルブミン濃度（g/dL）＋41.7×（透析後体重/理想体重）

・理想体重は，BMI 22 の体重．

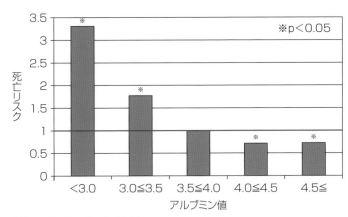

図2　アルブミン値と生命予後
（日本透析医学会統計調査委員会：図説 わが国の慢性透析療法の現況．p69，2009 年 12 月 31 日）

・透析後体重が理想体重より大きい場合は，1として計算する．

その結果が，80 未満：高リスク群

80 以上 84 未満：中等度リスク群

84 以上 90 未満：軽度リスク群

90 以上：栄養障害リスクなし

　つまり，低アルブミン血症と体重が少ないことが，リスクになることを示しています．

■ドライウェイトの変化

　ドライウェイトの変化にも十分に注意する必要があります．

　ドライウェイトが低下するのは，運動不足による筋萎縮，カロリー不足によるやせがあります．運動不足による筋萎縮の速度と体重減少の関係についての検討はありませんが，栄養指標として，上腕三頭筋皮下脂肪厚（triceps skinfold：TSF）と上腕筋囲（arm muscle circumference：AMC）というのがあります．

　皮下脂肪厚（mm）は，肩峰と肘の中間点での皮下脂肪厚を測定します．正常値は，男性 11.4mm 女性 16.1mm です．正常値の 80〜90％が軽度，60〜80％が中等度，60％以下が高度の消耗状態と判断します．上腕筋囲も，肩峰と肘の中間点で測定し，以下の計算にて求めます．

上腕筋囲(cm)＝上腕周囲長(cm)－0.314×皮下脂肪厚(mm)

　標準値は，男性が 23.7cm，女性が 20.3cm です．正常値の 80〜90％が軽度，60〜80％が中等度，60％以下が高度の消耗状態と判断します．

　p114 でも述べたように，最近は体成分分析装置 In Body で，筋肉量がかなり正確に測定できるようになりました．南魚沼市民病院では 2 ヵ月に 1 回測定しています．DW が下がる症例の多くで，筋肉量が減少しています．

3 悪性腫瘍の早期発見，治療

　透析患者では，非透析患者に比べ，悪性腫瘍の死亡率は高いわけではありません．肺がん，結腸直腸がん，前立腺がん，胃がんは，透析患者と非透析患者では発症率，死亡率に差はありません．しかし，腎細胞がんは，非透析患者の 3.6 倍，膀胱がんは 1.5 倍，甲状腺その他の内分泌臓器がんは 2.28 倍です．特に，若年者では，悪性腫瘍の発生率の相対危険度は 3.68 倍ですので，これらの疾患を意識した早期発見は重要です．そのために，誕生月検査として，年に 1 回は，腹部 CT，腹部超音波などの定期検診をお勧めします．

4 脳血管障害の予防，治療

　脳血管障害が直接死因となることは，必ずしも多いものではなく，日本透析医学会の統計では，死亡率としては 6.0％ですが，脳出血発症率は，1,000人/年当たり 3.0〜10.3 と報告されており，一般住民の 1.2 と比べてきわめて高くなっています．しかし，脳梗塞は，一般住民では，40 歳以上では，1,000人/年で 6.0 前後と推計されていますが，透析患者では明らかではありません．脳血管障害の予防としては，
　　①高血圧の管理
　　②高脂血症の管理
　　③カルシウム，リンの管理
があります．

高血圧の管理

　日本透析医学会の，「血液透析患者における心血管合併症の評価と治療に関するガイドライン」の血圧異常の項には，

> 1. 透析患者における血圧は，透析室における血圧のみならず家庭血圧を含めて評価すべきである（1B）．
> 2. 心機能低下がない，安定した慢性維持透析患者における降圧目標値は，週初めの透析前血圧で 140/90mmHg 未満を目標とする（オピニオン）．
> 3. 目標血圧の達成にはドライウェイト（DW）の適正な設定が最も重要である（1B）．
> 4. DWの達成/維持後も降圧が不十分な場合に降圧薬を投与する（1B）．

と書かれています．
　前述したように，透析患者の血圧は，容量依存性に変動が大きいため，どこの血圧を目標にするのかは，とても難しい問題です．このガイドラインでは，「週初めの透析前血圧で 140/90mmHg 未満」と目標値を設定しています．その根拠の一つが，日本透析医学会のデータですが，透析前血圧では，平均血圧が 111〜120mmHg，つまり，160/100mmHg が最も予後がよいように思われます．
　さらに，血圧の管理には，体重増加の抑制と適正な透析後体重の設定，つまり，ドライウェイトの設定が重要であることを強調していています．
　Scribner 先生の説によると，大部分の透析患者では体液量を正常下限域

まで低下させれば降圧薬は不要になると述べています．降圧薬に頼り，体液管理が甘くなっている現状を批判しています．大部分の透析医はこのことを理解していますが，患者コンプライアンスの点で問題があり，実現困難なのではないかと推察しています．

しかし，もう一つ重要なことは，体液過剰を是正しても，実際に血圧が低下するまでには時間差（ラグタイム）があることです．このことをよく患者に説明し，辛抱強く説得することが求められます．ラグタイム現象の発生機序については，あまり明らかにはされていませんが，現在のところ，ADMA（asymmetric dimethylarginine）という物質が関与している可能性が強いようです．

慢性的な体液過剰状態が続くと，ADMA の産生過剰となります．ADMA は内皮細胞由来の血管拡張物質である NO（一酸化窒素）の産生を抑制するため，血管収縮が起こり，このことが，体液過剰による血圧上昇の一因となります．この状態で，除水をしたり塩分制限をしたりして体液過剰状態を改善すると，細胞外液量が減少しますが，ADMA の産生亢進状態はしばらく持続してしまうために，血圧がすぐには下がらないと考えられています．

この時間差は，短くて数週間，長い場合には 3～6 ヵ月かかると考えられています．

■高血圧治療のアルゴリズム（図3）

週初め透析前血圧 140/90mmHg 以上の場合には，まずは透析間の体重

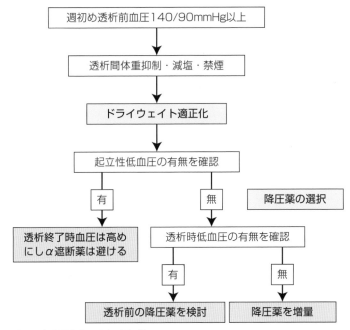

図3 高血圧治療のアルゴリズム

増加を少なくするために，減塩の指導を徹底します．

　そのうえで，透析後体重を適正に設定します．ドライウェイトが適正であると判断された後，2〜3ヵ月たっても血圧が下がらない場合には，起立性低血圧の有無を確認して降圧薬を選択します．降圧薬の選択時には，透析時の血圧低下を考慮して降圧薬を選択する必要があります．

　ただし，透析前血圧が200mmHg以上の状態が持続する場合には，ドライウェイトの設定と同時に降圧薬を選択する必要があります．しかし，血圧を急激に下げる必要はありませんので，いわゆるカルシウム拮抗薬の第一世代，第二世代とよばれる短時間作用型はお勧めできません．それらの薬剤では実測した血圧はたしかに下がりますが，臓器血流も急激に下げてしまうために，心筋梗塞などの虚血症状を助長することがあるからです．

カリウム中毒・頓死の予防

　血清カリウム値が 7.5mEq/L 以上になると心臓が停止する可能性が急激に高くなります．透析患者では，高カリウム血症による突然死が 1 年間で 870 人います．しかし，実際に高カリウム血症による死亡と断定することは，医学的には難しい問題を抱えています．

　どのような理由であれ，酸素欠乏状態になったり，心停止が起こったりすると，その後，血清カリウム値は急激に上昇します．それは，細胞の虚血や死により細胞内のカリウムが血清中に流出するからです．

　ですから，高カリウム血症による死亡は，状況証拠や偶然に心臓が動いている状態で救急搬送されたときに，著明な高カリウム血症が確認された場合になされる診断です．解剖を行って確認できることはありません．

　筆者は患者さんに，果物や野菜に含まれるカリウム（表 1）は「猛毒」ですとお話しします．一般論として，どのような食物，飲用物であろうと，そのものを摂取して年間数百人が命を落とす物質は，毒と呼ばれるべきです．毒キノコによる死亡者数は年間 100 人弱です．2004（平成 16）年に発生した透析患者の「スギヒラタケ」中毒では，9 例の死亡のみですが全国的にも大騒ぎになりました．「毒と薬は紙一重」といわれますが，どのような物質も適量で薬になるものは，過剰摂取では毒になるのです．

　腎臓の機能が正常な人では，8,000mg のカリウムを口からとっても，

表 1　主要食品のカリウム含有量（200mg：血清カリウム値が 0.125mEq/L 上昇）

	重量	エネルギー （g）	蛋白質 （kcal）	リン （g）	目安量 （mg）
果物					
温州みかん・普通（生）	133	61	0.9	20	1 個半
かき・甘がき（生）	118	71	0.5	16	小 1 個弱
かき・干しがき	30	82	0.4	19	
キウイフルーツ（生）	69	37	0.7	22	小 1 個
グレープフルーツ（生）	143	54	1.3	24	1/2 個弱
すいか（生）	167	62	1.0	13	
バナナ（生）	56	48	0.6	15	1/2 本
ぶどう（生）	154	91	0.6	23	
ぶどう・干しぶどう	27	81	0.7	24	大さじ 2 杯半
メロン・温室メロン（生）	59	25	0.6	12	1/16
りんご（生）	182	98	0.4	18	小 1 個

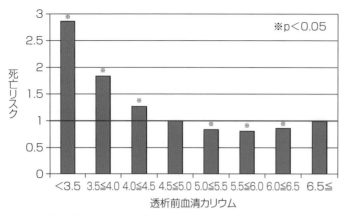

図4 透析前血清カリウムと生命予後
（日本透析医学会統計調査委員会：図説 わが国の慢性透析療法の現況．p79，
2009年12月31日）

血清カリウムが1mEq/Lしか上昇せず，数時間以内には，そのほとんど
が尿に出てしまいます．しかし，透析患者では1,600mgとるだけで
1mEq/L上昇し，その後，透析をしない限り低下することはありません．

　一方，透析前血清カリウム値と生命予後の関係をみると，死亡リスクが
上がるのは，どちらかというと血清カリウム値が4.0mEq/L以下の症例で
す（図4）．

　透析前血清カリウム値が低いということは，食欲がないために透析間で
カリウム値が上がっていない，あるいは，下痢などでカリウムが失われて
いる状態と考えられます．

　透析前カリウム値が低い状態で通常の透析を行うと，透析液のカリウム
濃度が2.0mEq/Lと低いために，透析後血清カリウム値が3.5mEq/L以下
になってしまいます．すると，低カリウム血症による不整脈，全身倦怠
感，血圧低下などが起こる可能性が強いのです．

　近年は，透析前血清カリウム値を5.5〜6.5mEq/Lにすべきであるとい
う意見もあります．特に透析患者では，常に高カリウムの状態にさらされ
ているために，非透析患者と比べて心電図変化が出にくいこともわかって
います．

■カリウムの高い患者へのアプローチ（血清カリウム値が7.0 mEq/L以上の場合）

ステップ1：緊急性の判断（心電図変化）

　高カリウム血症の診断は，徐脈・血圧低下・意識障害などで搬入された
患者で，偶然の血液検査で発見される場合と，偶然の心電図測定で診断さ
れる場合がほとんどです．緊急治療の必要性の判断は，血清カリウム値よ
りも心電図のほうが役立ちます（図5）．しかし，前述したように，**透析**

POINT

　透析患者では特に，
血清カリウム値と心電
図変化は同期していま
せん．その場合には，
心電図変化を優先して
治療を行います．

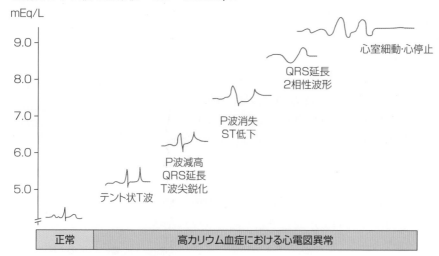

血清カリウム値の正常値：3.5〜5.0mEq/L

mEq/L

9.0	心室細動・心停止
8.0	QRS延長 2相性波形
7.0	P波消失 ST低下
6.0	P波減高 QRS延長 T波尖鋭化
5.0	テント状T波

| 正常 | 高カリウム血症における心電図異常 |

図5　血清カリウム値と不整脈の関係
血清カリウム値が 5.5〜6.0mEq/L 以上になると，さまざまな不整脈が出現し，最後には致死的な不整脈である心室細動が起こり，心停止に至るので，5.5〜6.0mEq/L 以下にコントロールする必要がある．
（北岡建樹：ダイアローグで学ぶ腎不全と透析療法の知識 第2版．南山堂，p97，1998 より改変）

患者では，特に血清カリウム値と心電図変化は同期していません．その場合には，心電図変化を優先して治療を行います．

　最近は，血液ガスを測定すると必ず血清カリウム値が表示されていますので，参考にするとよいでしょう

　さらに，注意すべき点は，「偽性高カリウム血症」です．実際には血清カリウム値は正常なのですが，測定した血液で，血清カリウム値が高値を示す場合です．①白血球増多症（白血病など），②血小板増多症，③採血時に脱血が悪く，赤血球が破壊されてしまったとき，④採血後血液を放置して，赤血球からカリウムが溶け出した場合などにみられます．この場合にも，測定されたカリウム値は高いのですが，心電図には変化はありません．

ステップ2：ヘマトクリット，乳酸脱水素酵素（LDH）

　心電図にある程度の変化はあるけれども，緊急治療が必要ないと判断された場合，緊急治療が終了した場合には，次のステップとしてヘモグロビン，LDH をみてください．

　溶血性貧血や横紋筋融解症では，著明な高カリウム血症になります．溶血性貧血では赤血球からカリウムが放出されますし，横紋筋融解症では筋肉からカリウムが放出されます．このような疾患が疑われた場合には，緊急で透析を行い，積極的にカリウムを除去する治療を開始する必要があります．さらに，ある程度血清カリウム値が安定した後も，持続的血液濾過透析（CHDF）などで持続的にカリウムを除去する必要があります．食事性の高カリウム血症は，一度透析で除去すれば，細胞内のカリウムも除去

されて，その後リバウンドが出ることは少ないのですが，溶血性貧血や横紋筋融解症では，原因が除去されない限り，赤血球や筋肉が破壊されるたびに血清カリウム値が上昇してしまうからです．

ステップ3：便通を確認する

腎機能が正常な人では，経口的に摂取したカリウムは，その90％が尿中に排泄されるため，便中にはほとんどカリウムは排泄されません．しかし，腎機能が低下すると，尿中に出ない分を便中に排泄します．透析患者では，尿中に排泄できないため，経口摂取したカリウムの50％程度が便中に出ていると考えられています．

ですから，透析患者では，便秘になると，便中にカリウムが出にくくなるため，経口的にとっているカリウムの量が同じでも，高カリウム血症になることがあります．

高カリウム血症が持続する患者では，下剤をうまく利用して便通を整えるだけでも血清カリウム値が下がります．

ステップ4：尿素窒素（BUN），血清リン（P）値をみる

上記のようなことを確認したら，経口的にカリウム摂取量が多いために高カリウム血症になっている可能性が強くなります．しかし，高カリウム血症があるからすぐに，果物の取りすぎと決めつけてはいけません．

血液検査値をみることで，ある程度高カリウム血症の原因を特定してから，患者に話をすることが重要です．その際，BUN，血清P値をみると，いくつかの情報が得られます（右参照）．

6 心筋梗塞の予防，治療

心筋梗塞による直接死亡は全死亡の 4.3％程度で，全体には大きな変動はありませんが，透析患者の心筋梗塞の発生頻度はたしかに増加しています．欧米の成績では，冠動脈疾患の有病率は 50％前後と報告されています．

冠動脈疾患の合併が多くなっている原因としては，高齢化と糖尿病の合併が多いことです．透析導入患者の平均年齢は 1980 年には 51.9 歳であったのに対して 2018 年は 69.9 歳です．

POINT

透析患者，特に糖尿病患者では，心筋梗塞が起きても胸痛を自覚しない症例が多い（無痛性心筋梗塞）.

■透析患者と心筋梗塞

透析患者，特に糖尿病患者では，心筋梗塞が起きても胸痛を自覚しない症例が多い（無痛性心筋梗塞）ことはよく知られています．いつもと同じ透析を行っているのに突然血圧が下がりやすくなったら，まず心エコーを行い，心筋梗塞を除外することが重要です．さらに，定期心電図は，常に過去の心電図と比較する必要があります．

■虚血性心疾患の早期発見の意味

さいたま医療センターでは，維持透析患者の冠動脈バイパス術を積極的に行っていました．その成績を見ると（**図 6**），冠動脈バイパス術を行っ

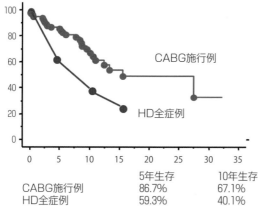

	5年生存	10年生存
CABG施行例	86.7%	67.1%
HD全症例	59.3%	40.1%

図 6 さいたま医療センターにおける CABG 症例の生存曲線

た患者の5年生存率は，86.7％で，日本透析医学会の統計調査の全国平均の5年生存率59.3％よりはるかに良いことがわかります．つまり，透析患者でも，積極的に冠動脈病変を診断して治療をして行くことで，予後の改善が期待できるわけです．

7　透析患者の動脈硬化進展因子

　透析患者では，動脈硬化を促進する因子をたくさんもっています．ここでは，高リン（P）血症と二次性副甲状腺機能亢進症について述べます．

　動脈硬化促進因子に関する因子では，さまざまな報告があります．

①リンと副甲状腺ホルモン（PTH）

　頸動脈や大腿動脈の石灰化にはカルシウム（Ca），リン代謝異常が密接に関与していることが知られています．

②ホモシステイン

　血液透析患者ではホモシステインが上昇しており，ホモシステインが冠動脈疾患の発症，予後に関与しているといわれています．しかし，葉酸を投与してホモシステインを低下させても冠動脈疾患の発生を抑制できないことから，最近は透析患者では，ホモシステインの関与は否定的です．

③透析患者の冠動脈疾患の悪化因子

　さまざまな研究から，透析患者の冠動脈疾患の悪化因子として強く関与しているのは，アポリポ蛋白B，低分子アポ（a）phenotype，男性，年齢，フィブリノゲン，糖尿病，HDLコレステロールなどがあげられますが，特に年齢が最大の関与因子であることが明らかにされています．

■リン管理の重要性

　リンの管理が透析患者の予後に大きな影響があることもわかっています．

■二次性副甲状腺機能亢進症について

　副甲状腺ホルモン（PTH）は，本来は血清カルシウム（Ca）濃度が低下すると分泌されるホルモンです．透析導入初期には，ビタミンDの活性化の障害により，低カルシウム血症となり，PTH分泌が刺激されます．しかし，この状態が長期間持続すると，Ca濃度に関係なくPTHが過剰分泌されます．この時期には副甲状腺は肥大し腺腫となります．

　PTH過剰は，破骨細胞と骨芽細胞活性の亢進，骨梁周囲線維組織の増加により線維性骨炎を起こします．その結果，骨に大きな変化が起こり，X線所見では，指などの長幹骨では骨膜下吸収像を呈します．骨膜直下の骨が溶けている状態です（図7）．また，腰椎では，有名な「ラガージャー

知っておきたい用語
・高リン血症
・二次性副甲状腺機能亢進症

POINT

透析患者の動脈硬化促進因子
①高血圧
②糖尿病
③二次性副甲状腺機能亢進症
④高リン血症
⑤脂質代謝異常
⑥透析膜生体不適合によるサイトカイン上昇
⑦ヘパリンによる遊離脂肪酸（FFA）の増加
⑧活性酸素産生の亢進

POINT

リン管理のポイント
　リンの管理が透析患者の予後に大きな影響があることもわかっています．
①血清P値が高いほど生命予後が短い
②二次性副甲状腺機能亢進症はQOLを低下させる
　・線維性骨炎になり，骨痛，骨折
　・皮膚掻痒症が増強
　・restless leg syndrome（下肢のいらいら感）による不眠
　・エリスロポエチン抵抗性貧血
　・心機能障害，心室性期外収縮
　・異所性石灰化
③動脈硬化が進行し，心機能障害，心筋梗塞，脳梗塞，閉塞性動脈硬化症になる

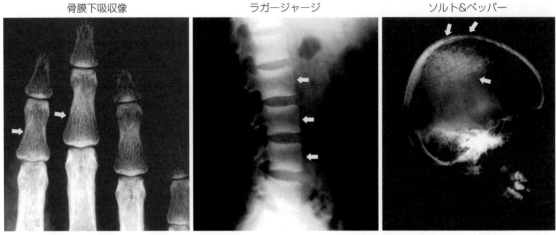

| 骨膜下吸収像 | ラガージャージ | ソルト&ペッパー |

図7 二次性副甲状腺機能亢進症
PTH 過剰により，破骨細胞と骨芽細胞活性の亢進，骨梁周囲線維組織の増加により線維性骨炎を起こす．

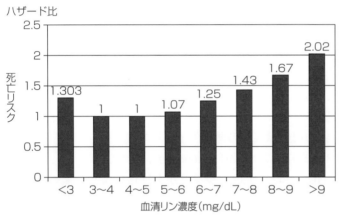

図8 血清リン濃度と1年間の死亡リスク（n＝40,538）
〔Block A et al：Mineral metabolism, mortality, and morbidity in maintenance hemodialysis. J Am Soc Nephrol 15（8）：2208-2218, 2004〕

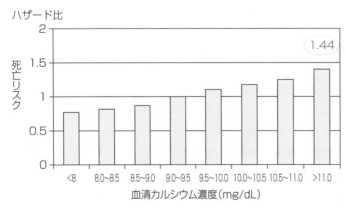

図9 血清カルシウム濃度と1年間の死亡リスク
〔Block A et al：Mineral metabolism, mortality, and morbidity in maintenance hemodialysis. J Am Soc Nephrol 15（8）：2208-2218, 2004〕

ジ」像を呈します．これは，腰椎の中心部の骨が溶けて，周辺に石灰化が起こるために，ラグビー選手が着ている横縞模様のジャージにみえるからです．さらに，頭蓋骨では，「ソルト＆ペッパー」像を呈します．これも，その名の通り，頭蓋骨の一部が溶けて黒く抜ける像で，白い塩のなかに黒胡椒をちりばめたようにみえるものです．

　Ca濃度，副甲状腺ホルモンの値もある程度は予後に関係しますが，リンほどの強い関係はありません（図8，9）．

　日本透析医学会の「慢性腎臓病に伴う骨・ミネラル代謝異常の診療ガイドライン」では，リン，カルシウムの管理についてステートメントを出しているので，参考にしてください．

Ⅰ．ルーチン検査の基本的管理
　1）CKD-MBD に関連したルーチン検査として，血清 P，Ca 濃度，アルブミン（Albumin：Alb）濃度，血清 PTH 濃度，アルカリフォスファターゼ（Alkaline phosphatase：ALP）値の測定が望ましい（2D）．
　2）病態の評価や治療方針の決定において，1回の検査結果ではなく，検査値の動向から判断することを推奨する（1C）．
　3）検査値が基準値内の動きでも，進行する場合には，治療法の変更が望ましい（2C）．
　4）週の初回透析開始時の値を用いるのが妥当である（グレードなし）
Ⅱ．測定頻度
　1）血清 P，Ca 濃度は最低月に 1〜2 回の測定が妥当である（グレードなし）．
　2）血清 P，Ca 濃度が管理目標値から著しく逸脱した場合，あるいはその危険性が高い場合には，その値が安定するまでより頻回の測定が望ましい（2D）．
　3）PTH は通常 3ヵ月に 1 回測定する．ただし，管理目標値から逸脱した場合，治療の変更や高 PTH 血症に対する積極的な治療（静注活性型ビタミン D 製剤，シナカルセト塩酸塩，インターベンション）を施行中では，安定するまで月に 1 回の測定が望ましい（2D）．

Ⅰ．血清 P，補正 Ca 濃度の管理目標値
　1）血清 P 濃度の目標値 3.5〜6.0mg/dL
　2）血清補正 Ca 濃度の目標値 8.4〜10.0mg/dL
Ⅱ．P，Ca の管理目標値からの治療指針
　1）血清 P 濃度，血清補正 Ca 濃度，血清 PTH 濃度の順に優先して，管理目標値内に維持することを推奨する．
　2）血清 P 濃度もしくは血清補正 Ca 濃度が持続して高い場合は，速やかな治療法の変更を推奨する（1B）．
　3）原則として，血清 P 濃度，血清補正 Ca 濃度を管理した上で，血清 PTH 濃度を管理目標値内に保つよう活性型ビタミン D 製剤もしくはシナカルセト塩酸塩の投与を調整することが望ましい（2D）．
　4）血清 PTH 濃度が高い場合は，P，Ca を管理する一つの方法としてシナカルセト塩酸塩の投与を考慮することが望ましい（2D）．

- ・血清 P 値の管理目標＝3.5～6.0mg/dL
- ・補正血清 Ca 値の管理目標＝8.4～10.0mg/dL
  （Payne の式　補正 Ca 値＝実測 Ca＋（4-Alb）
- ・intact-PTH の管理目標＝60～<u>240</u>pg/mL
  intact-PTH＝Whole PTH×1.7

■ リンが高い患者指導のコツ

ポイントは，カリウムのときと似ています（図10）．

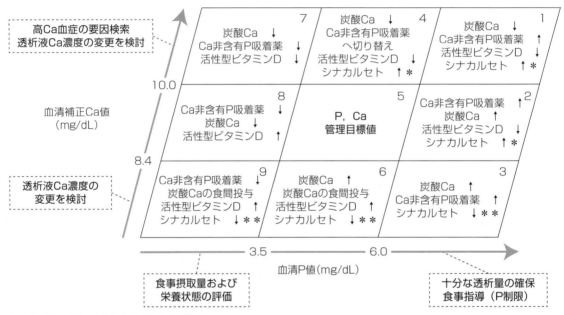

図10　リン（P），カルシウム（Ca）治療管理
「↑」は開始または増量，「↓」は減量または中止を示す．＊血清 PTH 濃度が高値，＊＊もしくは低値の場合に検討する．
〔日本透析医学会：慢性腎臓病に伴う骨・ミネラル代謝異常の診療ガイドライン．日本透析医学会雑誌45（4）：311, 2012〕

Column：リンの高い患者をみたときには食事に注意

　リンの高い患者さんをみたときに，いくつかの注意点があります．一つは，いつもは管理がよいのに，ある1回の検査で高値の場合には，外食などの特別な食事をしたときですので，内服薬の変更などは必要ありません．

　何を食べたら，どの程度のリンが上がるかの勉強と考えてもらうとよいでしょう．しかし，リンの高値が持続している場合には，原則的には，リンのとりすぎです．しかし，どのような食事にどの程度のリンが含まれているのか，また，同じ量のリンが含まれていても，食品の種類によりリンの吸収率が異なります．

　もちろん，蛋白質を多く含む肉類・魚類なども問題になりますが，これらの食品はカルシウムも多く含んでいます．乳製品・小魚なども同様です．このような食品では，リンの含有量の割にはリンがあまり上昇しない可能性があります．

　一方，ハム，ウインナーソーセージ，かまぼこ，さつま揚げなどの練り製品は，ほとんどカルシウムを含んでいないので，リンの吸収がよいと思われます．さらに，防腐剤などの食品添加物にはたくさんの種類の無機リン，有機リンが含まれていますので，さらにリンが上昇しやすいと考えられています．コーラや一部のビール等に無機リンを多く含むものがあります．

1. 尿素窒素（BUN）の値をみる

①BUN が高い，あるいは BUN/Cr 比が 7 以上

　BUN は蛋白質の過剰摂取で上昇します．ということは，BUN とリン（P）が同時に上がるのは蛋白摂取過剰です．肉類，魚類，乳製品などのとりすぎと考えてよいでしょう．

②BUN は 70mg/dL 以下

　BUN があまり変動していないのにリンが上昇するのは，蛋白質をあまり含まないリン含有量の多い食事ということになります．小魚，練り食品について聞いてみましょう．ちなみに，概算では 600mg 過剰で血清リン濃度が 1mg/dL 上昇すると考えられます．

2. アルカリフォスファターゼ（ALP）をみる

　①ALP が正常：高リン血症は食事性と考えられます

　②ALP が高値：骨型 ALP を調べることが重要です

　骨型 ALP が高い高リン血症では，骨からの過剰遊離の可能性が強いのです．そのうえで，iPTH（intact PTH），PTHrp（PTH related protein, 悪性腫瘍で産生され PTH と同様の作用にて高 Ca 血症を呈する）を調べます．iPTH が高い場合には，ガイドラインに従って，内服薬の調整，オキサロール® などの注射薬の調整，外科的治療の検討などを行います．

3. 血液ガスをみる

　①アシドーシスが強いと蛋白異化が亢進し BUN，リン，K が上昇しやすい状態になります．酸性食品を控えることを勧め，アシドーシスの原因を検索して，原因の除去方法を検討します．

　②アルカローシスでは，リンが高いと異所性石灰化を起こしやすいことを忘れてはいけません（リン酸カルシウムは，アルカリになると結晶化し，酸性になると溶解します）．

4. 血清リン値の変動をみる

　①持続的に高い：常時食べている食事の問題です．趣向食品に注意してください．

　②時々高い

　　・外食をしたかを確認します．

　　・前日の運動や肉体労働の有無を確認してください．筋肉が痛くなるほどの運動や労働をすると，筋肉からリンが放出されます．食事に変化がないのにリンの値が変動する患者さんでは，時々このような患者さんをみかけます．筆者が以前勤務していたゆきぐに大和病院は新潟の豪雪地帯ですが，冬になると雪下ろしをする必要があります．すると，翌日の検査でリンが高値になります．

・前日に，特別リンの高い食品を食べたか聞き出します．

■Ca が高値の場合

iPTH を測定してください．

①iPTH＞1,000ng/mL：頸部超音波を行い甲状腺の大きさを確認します．

　内服薬や注射薬などの調整を行っても低下しない場合には，外科的処置を考えます．1腺のみの腫大の場合には，PEIT（経皮的エタノール注入法）を考慮します．2腺以上の腫大がある場合には手術適応です．

　二次性副甲状腺機能亢進症治療薬には，ガイドラインではシナカルセトが記載されています．シナカルセトは，カルシウム受容体作動薬といって副甲状腺細胞膜にあるカルシウム（Ca）受容体に結合し，副甲状腺細胞に血液中の Ca2＋イオン濃度が上昇したかのようにシグナルを伝達させる薬剤です．副甲状腺ホルモン（PTH）の分泌を抑制し，副甲状腺細胞の増殖に対しても抑制的なシグナルを発信するのです．しかしシナカルセトは，嘔気などの消化器症状の副作用が多く，それを改善したのがオルケディア®（一般名：エボカルセト）です．

　経静脈的に投与する薬剤として，活性型ビタミン D のオキサロール®（マキサカルシトール）がありますが，高 Ca 血症を起こす副作用があります．最も新しい注射薬にパーサビブ®（エテルカルセチド）があります．カルシウム受容体作動薬で，低 Ca 血症の副作用がありますが，効果は確実で，透析終了時に投与すれば良いので，経口薬と比べて患者負担もなく，副甲状腺ホルモンの管理にはとても有用です．

②iPTH＜50ng/mL：無形成骨を考えます．

　ビタミン D を中止します．炭酸 Ca 量を調節します．レナジェル®，ホスレノール® の投与を積極的に考えます．

Column：食べるならどっち（リン含有量）

①主食
　・うどん（ゆで）　1玉 200g ⇒ 36mg
　・そば（ゆで）　　1玉 180g ⇒ 144mg
　・蒸し中華麺　　　1玉 180g ⇒ 180mg
②乳製品
　・クリームチーズ　1切れ 20g ⇒ 17mg
　・牛乳　　　　　　1本 200mL ⇒ 186mg
③魚
　・ブリ　　　　　　1切れ 80g ⇒ 104mg
　・マグロ　　　　　1切れ 80g ⇒ 216mg
　食品のリン含有量をみながら患者さんと向き合うことも重要です．さらに，同じような食品でもリンの含有量が違うものもたくさんあります．少しでもリンの少ない食品を教えてあげるのも指導です．食べてはいけないのではなく，食べるための工夫が重要なのです．

貧血の管理

　貧血の管理も，透析患者の予後に強い影響があります．米国の成績では，ヘモグロビン（Hb）が 10g/dL 以下では，予後が不良です．しかし，このような横断的研究では，データを解釈するときに，常に注意しなければならないことがあります．貧血が原因か結果かを見極めなければなりません．つまり，貧血群は本来死期が近い患者や，栄養状態が悪い患者が多く含まれているために貧血になっている症例が多く含まれている可能性が強いのです．

　逆にヘモグロビンが 12g/dL 以上でも予後不良であることもわかっています．

■ヘモグロビン（Hb）の高値の功罪

　貧血を正常まで改善させるべきか否かについては，いくつかの論文がありますが，2010 年に発表された，総説が最も信頼性があるようです．その総説では，27 論文のメタ解析を行い，Hb 13.0g/dL 以上の貧血の改善は，

　　①脳卒中：1.51 倍
　　②高血圧：1.67 倍
　　③バスキュラーアクセスの閉塞：1.33 倍
　　④死亡リスク：1.09 倍（有意差はない）

であったとしています〔Palmer SC et al：Meta-analysis：erythropoiesis-stimulating agents in patients with chronic kidney disease. Ann Int Med 153（1）：23-33，2010〕．つまり，全死亡には差がなかったことが示されました．

　そこで，日本透析医学会の「慢性腎臓病患者における腎性貧血治療ガイドライン」では，目標 Hb を 10〜11g/dL とし，投与開始基準が 10g/dL，中止・減量基準を 12g/dL としました．

■腎性貧血の改善の意義

　貧血になると，末梢への酸素供給量が減少します．その結果，運動能力の低下，末梢血管拡張が起こり，全身倦怠感，起立性低血圧を起こします．

また，酸素供給不足を補うために，循環血液量が増加します．これは，非透析患者でもみられる減少です．若い女性が，生理過多のために鉄欠乏性貧血になった場合でも，治療が遅れると，著明な心拡大が起こり，心不全となることもあります．

さらに，脳への酸素供給不足は，記憶力の低下，集中力の低下，気力の低下，認知能力の低下など，いわゆる尿毒症性脳症の軽い状態の原因となります．したがって，貧血を改善するということは，これらのさまざまな尿毒症症状を改善すると考えられます（p124図2）．

■エリスロポエチン（EPO）効果の仮説

エリスロポエチンには，造血作用以外にもいくつかの興味深い作用があります．

①虚血性脳障害の患者にEPOを投与すると，後遺症が少なくなる可能性があります．

②透析患者では，EPO使用により脳虚血が起こりにくく，認知症の老人が少ないのではないかと考えられています．

③EPO受容体は，骨髄以外にも血管内皮細胞，脳細胞にも多数存在しています．

④EPOは脳虚血による細胞障害を抑制する可能性があります．

Morishitaらの研究によると，グルタミン酸による脳細胞の傷害死が，EPOにより抑制されたと報告されています〔Morishita E et al：Erythropoietin receptor is expressed in rat hippocampal and cerebral cortical neurons, and erythropoietin prevents in vitro glutamate-induced neuronal death. Neuroscience 76（1）：105-16, 1997〕.

以上より，透析患者では積極的にEPOを使用することが推奨されています．

■エリスロポエチン（ESA）抵抗性貧血

ESA抵抗性貧血の定義は，鉄欠乏がない条件下で，rHuEPOを1回3,000単位，週3回（週当たり9,000単位）静注で使用，あるいはダルベポエチン$60\mu g$を週1回静注使用しても貧血の改善が得られず，目標Hb値が達成できない場合を「ESA療法低反応性」と呼ぶことになっています．その原因は，右に示したように，多岐にわたりますが，栄養不良が最も重要です．

POINT

ESA抵抗性貧血の原因

①失血・出血・ダイアライザー残血

②感染症および炎症（CRP持続陽性）

③高度の副甲状腺機能亢進症（線維性骨炎）

④アルミニウム中毒症

⑤葉酸またはビタミンB_{12}欠乏

⑥造血器腫瘍，血液疾患（多発性骨髄腫，異常ヘモグロビン症）

⑦脾機能亢進症

⑧抗EPO抗体の出現

⑨栄養不良：これが最も重要

⑩その他：透析不足，カルニチン欠乏，ビタミンC欠乏，ビタミンE欠乏，亜鉛欠乏，銅欠乏，ACE阻害薬，インターフェロン，悪性腫瘍，妊娠

9　透析アミロイドーシス

透析アミロイドーシスは，β_2-ミクログロブリン（β_2-MG）を構成蛋白とするアミロイド線維が全身に沈着して起こる状態です．その発見は，古い透析膜で長期間透析を行っていた患者に手根管症候群が多発し，その原因検索で発見されたもので，新潟大学の下條先生が明らかにしたものです．古い透析膜では，ダイアライザーの小孔が小さく，分子量 11,800 の β_2-MG は除去されないため，長期間にわたり蓄積するために起こることがわかりました．

初期には，骨・関節に限局していると考えられ，アミロイド骨嚢胞と呼ばれました．症状は，上腕骨頭，大腿骨上端部，寛骨，脛骨など多くの関節部の痛みが出現します．診断は，長期透析患者で手根骨の骨 X 線で，大小の透亮像をみます（手根幹症候群の 70％に認めます）（図 12）．

その後，全身性にアミロイド沈着が起こることがわかりました．β_2-MG の管理目標は，日本透析医学会の「維持血液透析ガイドライン：血液透析処方」では，以下のように推奨されています．

1．最大間隔の透析治療前血清 β_2-MG 濃度は予後関連因子である．
2．最大間隔透析前血清 β_2-MG 濃度が 30mg/L 未満を達成できるよ

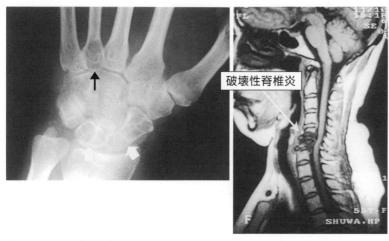

破壊性脊椎炎

図 12　アミロイド骨嚢胞
手関節には多くの症例で嚢胞性変化を認めるが，なかには頸椎に認める例もある．

うに透析条件を設定することを推奨する.

3. 最大間隔透析前血清 β_2-MG 濃度 25mg/L を達成できるように透析条件を設定することが望ましい.

4. β_2-MG 以上の物質除去により予後が改善する可能性がある.

＊

　最後に，予後改善のために必要な対策としては，以下のような項目に常に配慮して，日常臨床を行うことが重要です.

1. 心不全の予防 ⇒ 体重増加 3～5％以内

2. 感染症対策 ⇒ カロリー不足の解消

3. 悪性腫瘍の早期発見 ⇒ 超音波の定期検診

4. 脳血管障害の予防 ⇒ 目標血圧 140/90 以下

5. カリウム中毒の予防 ⇒ カリウムの恐怖の教育

6. 心筋梗塞の早期発見 ⇒ 血圧低下時の対応

7. 動脈硬化の予防 ⇒ 目標リン 6mg/dL 以下

8. 貧血の改善 ⇒ 目標ヘモグロビン 10～11g/dL

9. 透析効率の改善 ⇒ 目標 KT/V 1.4 以上, β_2-MG 濃度 30mg/L 未満

Chapter5 ○×チェックテスト

　Chapter5 の「透析患者の予後改善を目指して」の内容は理解していただけたでしょうか．Chapter5 のまとめとして○×チェックテストをつくりましたので，チャレンジしてみてください．次頁に回答と解説を掲載しましたので，自分の回答と回答の根拠を確認してみることをお勧めします．

	問　題	回答欄
1	維持透析患者では，味覚異常が多い	
2	血清アルブミン値が低いほど生命予後はよい	
3	透析患者では，腎細胞がんの発生率は非透析患者の 3.6 倍である	
4	透析患者では，脳出血発症率は，一般住民の 2.5〜8 倍である	
5	透析患者の高血圧では第一世代のカルシウム拮抗薬が第一選択である	
6	透析患者では，透析前血清カリウム値が低いほど予後がよい	
7	高カリウム血症では心電図変化がなくても緊急治療が必要である	
8	透析患者では，重症の便秘で高カリウム血症になりやすい	
9	透析患者では，無痛性心筋梗塞が多い	
10	透析患者では，リンよりもカルシウムが予後に関係する	
11	うどんよりそばのほうがリン含有量は多い	
12	ブリよりマグロのほうがリン含有量は多い	
13	代謝性アシドーシスではリンが上がりやすい	
14	筋肉運動後には血清リン値が低下する	
15	透析患者では貧血が強いほど脳卒中になりやすい	
16	エリスロポエチンは脳虚血を予防する可能性がある	
17	ビタミン B_{12} 欠乏ではエリスロポエチン抵抗性貧血になる	
18	$β_2$-ミクログロブリン値は予後に影響しない	
19	栄養状態の改善は感染予防になる	
20	透析患者では感染による死亡率は減少している	
21	透析患者の死亡原因で，悪性新生物は非透析患者の 2 倍である	
22	リン管理不良の患者では，僧帽弁狭窄症が多い	
23	エリスロポエチン抵抗性貧血とは，rHuEPO3,000 単位/週投与してもヘモグロビンが 10g/dL に達しないものである	
24	透析患者の心不全の半分以上が非心原性である	
25	透析患者の味覚障害は亜鉛の補充で改善する	
26	基礎代謝量はおよそ体重×22kcal である	
27	基礎代謝量に見合うエネルギーをとっていれば栄養不足にはならない	
28	ドライウェイトの減少は脂肪量の減少による	
29	透析患者では，高カリウム血症による死亡は年間 175 人である	
30	維持透析患者では，小魚の摂取により骨折が起こりにくくなる	

Chapter5　○×チェックテストの回答と解説

	回答	解　説
1	○	透析導入期には多くの症例で味覚が低下していますが，ほとんどの症例で，透析導入後に改善します．
2	×	血清アルブミン値が 3.5g/dL を下回ると，生命予後が悪くなります．
3	○	透析患者の腎細胞がんの発症率は，非透析患者の 3.6 倍となっています．
4	○	透析患者の脳出血発症率は，1,000 人/年当たり 3.0〜10.3 と報告されており，一般住民の 1.2 と比べてきわめて高くなっています．
5	×	透析患者の高血圧の場合，血圧を急激に下げる必要はありませんので，いわゆるカルシウム拮抗薬の第一世代，第二世代とよばれる短時間作用型はお勧めできません．
6	×	死亡リスクが上がる（予後が悪い）のは，血清カリウム値が 4.0mEq/L 以下の場合です．
7	×	透析患者では，特に血清カリウム値と心電図変化は同期していませんので，心電図変化を優先して治療を行います．
8	○	透析患者では，便秘になると，便中にカリウムが出にくくなるため，経口的にとっているカリウムの量が同じでも，高カリウム血症になることがあります．
9	○	透析患者，特に糖尿病患者では，心筋梗塞が起きても胸痛を自覚しない症例が多い（無痛性心筋梗塞）です．
10	×	透析患者の予後にはリンの管理が大きな影響があることがわかっています．
11	○	うどん（ゆで）1 玉のリン含有量は 36mg，そば（ゆで）1 玉のリン含有量は 144mg となっています．
12	○	ブリ 1 切れのリン含有量は 104mg，マグロ 1 切れのリン含有量は 216mg となっています．
13	○	アシドーシスが強いと蛋白異化が亢進し尿素窒素，リン，カリウムが上昇しやすい状態になります．
14	×	筋肉が痛くなるほどの運動や労働をすると，筋肉からリンの値が上がります．
15	×	貧血になると，末梢への酸素供給量が減少します．その結果，運動能力の低下，末梢血管拡張が起こり，全身倦怠感，起立性低血圧を起こします．さらに，脳への酸素供給不足は，記憶力の低下，集中力の低下，気力の低下，認知能力の低下など，いわゆる尿毒症性脳症の軽い状態の原因となります．
16	○	透析患者では，エリスロポエチン使用により脳虚血が起こりにくく，認知症の老人が少ないのではないかと考えられています．
17	○	エリスロポエチン（ESA）抵抗性貧血の原因としては，ビタミン$_{12}$欠乏以外にも，①失血・出血・ダイアライザー残血，②感染症および炎症（CRP 持続陽性），③高度の副甲状腺機能亢進症（線維性骨炎），④アルミニウム中毒症などがあります．
18	×	維持血液透析ガイドラインはで，β_2-ミクログロブリンは予後関連因子とされています．
19	○	免疫力の低下は，主に栄養状態によりますので，栄養状態の改善が感染予防には重要と考えられます．
20	×	透析患者の高齢化が一因と考えられますが，感染症による死亡率は年々増加しています．
21	×	透析患者の悪性新生物での死亡は 9.4%，非透析患者では 29.0% と約 3 分の 1 となっています．
22	×	リン管理不良では，二次性副甲状腺機能亢進症や動脈硬化が進行し，心機能障害，心筋梗塞，脳梗塞，閉塞性動脈硬化症になります．
23	×	エリスロポエチン抵抗性貧血とは，鉄分を十分補充して，rHuEPO9,000 単位/週で静注で使用，あるいはダルベポエチン 60μg/週でもヘモグロビンが 10g/dL に達しないものです．

24	○	真の心不全は比較的少ないと考えられおり，ほとんどは主に体液過剰による非心原性心不全です．
25	×	味覚障害の一因に亜鉛欠乏がありますが，透析患者では亜鉛の補充をしても，味覚の改善はないようです．
26	○	基礎代謝量＝体重×22 で求められます．
27	×	必要カロリーの把握は必要ですが，それ以外の指標には，一般的には血清アルブミン値，貧血，体重の変化があります．また，必要エネルギーを考える場合には，基礎エネルギー消費量（BEE），身体活動度，ストレス係数を考慮する必要があります．
28	×	ドライウェイトが低下するのは，運動不足による筋萎縮，カロリー不足によるやせがあります．
29	×	透析患者のカリウム中毒・頓死は 601 人（1.9%）となっています．
30	×	透析患者では，小魚を食べるとカルシウムよりもリンの吸入力が多くなるため，高リン血症となり骨融解が進み，骨折しやすくなります．

index

●著者略歴

田部井 薫 （たべい・かおる）

南魚沼市民病院 元院長/現 透析センター長
自治医科大学名誉教授

1975年群馬大学医学部卒業後，同第3内科，1976年自治医科大学レジデント，1980年米国ハーバード大学に留学．1985年自治医科大学腎臓内科講師，2003年自治医科大学附属さいたま医療センター腎臓科教授．2015年11月より南魚沼市民病院院長，2020年4月より現職．
日本病態栄養学会評議員．
著書に「透析ケアQ&A 透析現場からの質問110」（総合医学社），「腎臓内科診療マニュアル」（日本医学館），「透析療法における心・血管系合併症と対策」（日本メディカルセンター）など多数．

腎不全の基礎知識から学べる

透析療法パーフェクトガイド　第2版

2016年2月18日発行	第1版第1刷
2021年3月30日発行	第2版第1刷 ⓒ

著　者　田部井 薫（たべい　かおる）

発行者　渡辺嘉之

発行所　株式会社　総合医学社

〒101-0061　東京都千代田区神田三崎町1-1-4
電話 03-3219-2920　FAX 03-3219-0410
URL：https://www.sogo-igaku.co.jp

Printed in Japan　　　　　　　　　　　　シナノ印刷株式会社
ISBN978-4-88378-729-6